Compliance Netzwerk Ärzte/HFI e. V.

Handlungsleitlinien für die ambulante Behandlung chronischer Wunden und Verbrennungen

Compliance Netzwerk Ärzte/HFI e. V.

Handlungsleitlinien für die ambulante Behandlung chronischer Wunden und Verbrennungen

Herausgeber:

Horst D. Becker, Günter Burg, Dirk Lanzius,
Sylvie Meaume, G. Björn Stark, Wolfram Sterry,
Luc Téot, Karl-Gustav Werner, Klaus Wolff

Mit 21 Farbabbildungen und 83 Tabellen und Übersichten

Blackwell Wissenschafts-Verlag GmbH
Kurfürstendamm 57, D-10707 Berlin
Zehetnergasse 6, A-1140 Wien

Blackwell Science Ltd
Osney Mead, GB-Oxford, OX2 0EL
25 John Street, GB-London WC1N 2BL
23 Ainslie Place, GB-Edinburgh EH3 6AJ

Blackwell Science Ltd
10 rue Casimir Delavigne
F-75006 Paris

Blackwell Science, Inc.
Commerce Place, 350 Main Street
USA-Malden, Massachusetts 02148 5018

Blackwell Science Asia Pty Ltd
54 University Street
AUS-Carlton, Victoria 3053

Blackwell Science KK
MG Kodemmacho Building, 3F
7-10, Kodemmacho Nihonbashi
Chuo-ku, J-Tokio 104

Anschrift des Initiators:
Compliance Netzwerk Ärzte/HFI e. V.
Postfach 245
10123 Berlin

Gewährleistungsvermerk
Die Medizin ist eine Wissenschaft mit ständigem Wissenszuwachs. Forschung und Weiterentwicklung klinischer Verfahren erschließen auch gerade in der Pharmakotherapie veränderte Anwendungen. Die Verfasser dieses Werkes haben sich intensiv bemüht, für die verschiedenen Medikamente in den jeweiligen Anwendungen exakte Dosierungshinweise entsprechend dem aktuellen Wissensstand zu geben. Diese Dosierungshinweise entsprechen den Standardvorschriften der Hersteller. Verfasser und Verlag können eine Gewährleistung für die Richtigkeit von Dosierungsangaben dennoch nicht übernehmen. Dem Praktiker wird dringend empfohlen, in jedem Anwendungsfall die Produktinformation der Hersteller hinsichtlich Dosierungen und Kontraindikationen entsprechend dem jeweiligen Zeitpunkt der Produktanwendung zu beachten.

Die Deutsche Bibliothek – CIP-Einheitsaufnahme

Handlungsleitlinien für die ambulante Behandlung chronischer Wunden und Verbrennungen /
Compliance Netzwerk Ärzte/HFI e.V. Hrsg. Horst Dieter Becker ... - Berlin : Blackwell-Wiss.-Verl., 1998
ISBN 3-89412-394-X

© 1998 Dr. Karl-Gustav Werner
Blackwell Wissenschafts-Verlag
Berlin · Wien
e-mail: verlag@blackwis.de
Internet: http://www.blackwell.de
ISBN 3-89412-394-x · Printed in Germany

Einbandgestaltung: Rudolf Hübler, Berlin
Satz, Repro: SATZFABRIK 1035, Berlin
Druck und Bindung: Kupijai & Prochnow, Berlin

Gedruckt auf chlorfrei gebleichtem Papier

Geleitwort

Die Bedeutung von Leitlinien für eine gute Qualität der medizinischen Leistungen ist unbestritten. Dies wird auch dadurch deutlich, daß es eine Fülle von Initiativen der medizinischen Fachgesellschaften in Deutschland gibt, entsprechende Leitlinien zu entwickeln und zu veröffentlichen.

Unter der Vielzahl der veröffentlichten Leitlinien haben die Handlungsleitlinien für die ambulante Behandlung chronischer Wunden und Verbrennungen eine besondere Bedeutung. Sie sind das Ergebnis einer erfolgreichen gemeinsamen Arbeit internationaler Experten. Darüber hinaus zeichnen sie sich dadurch aus, daß ihre Erarbeitung interdisziplinär zwischen Hochschullehrern und niedergelassenen Ärzten sowie unter Beteiligung von Patientenvertretern gelungen ist. Dies hat nicht nur zu einer hohen Qualität der Leitlinien geführt, sondern wird auch ihre Akzeptanz im stationären und ambulanten Bereich erhöhen. Durch die vorgesehene dreijährige Evaluation unter Beteiligung eines Kostenträgers wird darüber hinaus eine kritische Bewertung möglich, um die Anwendung der Leitlinien in der Praxis überprüfen zu können. Dabei wird auch bewertet, ob die Leitlinien zu positiven ökonomischen Veränderungen führen.

Ich bin zuversichtlich, daß diese mit großem Engagement erarbeiteten Leitlinien bei ihrer Anwendung in der Praxis einen wichtigen Beitrag zur Qualitätssicherung und Qualitätsverbesserung leisten.

Dr. Manfred Zipperer
Leiter der Abteilung Gesundheitsversorgung und Krankenversicherung im Bundesministerium für Gesundheit der Bundesrepublik Deutschland

Geleitwort

Die vorliegenden Handlungsleitlinien für die ambulante und extramurale Behandlung chronischer Wunden und Verbrennungen sind in ihrer sozialmedizinischen Relevanz und Tragweite als richtungweisend anzusehen.

Das Buch präsentiert die Ergebnisse eines durch Ärzte in Österreich und Deutschland initiierten europäischen Gemeinschaftsprojektes: Beteiligt waren Mitarbeiter von Universitäten vieler europäischer Länder wie Österreich, Deutschland, der Schweiz und Frankreich sowie auch Ärzte aus China. In Zusammenarbeit mit niedergelassenen Ärzten, in der Krankenpflege tätigem Personal und vor allem mit betroffenen Patienten entstanden so Verhaltens- und Behandlungsanleitungen für Leiden, die mehr als fünf Prozent der europäischen Bevölkerung betreffen.

Die fachgerechte Behandlung und Betreuung von Patienten mit sogenanntem offenem Bein, diabetischem Fußgeschwür oder Dekubitus werden durch die in dem vorliegenden Werk dargelegten Handlungsleitlinien festgeschrieben, standardisiert und entsprechen dem internationalen Stand der Wissenschaft. Dies ist für ein effizientes Qualitätsmanagement in diesem Behandlungsbereich und auch als Basis für weitere Entwicklungen in der patientengerechten Behandlung und Betreuung dieser das Wohlbefinden stark belastenden Krankheiten wichtig.

Nicht zuletzt wegen der Festschreibung grundlegender international gültiger Standards in der Behandlung chronischer Wunden und Verbrennungen ist dieses Werk als Basisinformation für Ärzte, Pflegepersonal und Patienten-Selbsthilfegruppen anzusehen, die sich um eine optimale Behandlung und Heilung chronischer Wunden und Verbrennungen bemühen.

Lore Hostasch
Bundesministerin für Arbeit, Gesundheit und Soziales der Republik Österreich

Geleitwort

Das vorliegende Buch über Handlungsleitlinien für die ambulante Therapie chronischer Wunden ist in mehrfacher Hinsicht bemerkenswert: Es ist ein internationales Gemeinschaftswerk von Experten aus Europa und Asien und entstand in Zusammenarbeit zwischen Ärzteschaft, Krankenpflegepersonal und Patienten. Diese breit abgestützte Kooperation ist ein deutlicher Hinweis auf die Tragweite und die Bedeutung des in diesem Buch behandelten Themas.

Chronische Wunden verursachen einerseits Schmerzen und eine starke Beeinträchtigung der Lebensqualität der betroffenen Patientinnen und Patienten, andererseits führen sie zu einer lang dauernden Inanspruchnahme spezialisierter und somit teurer Dienstleistungen des Gesundheitswesens. Von besonderer Brisanz ist dabei die Tatsache, daß die Rezidivraten noch immer bis zu 80 % betragen. Daher begrüßen wir die erklärte Absicht der Autoren, eine gründliche Metaanalyse sämtlicher veröffentlichter, randomisierter bzw. kontrollierter Studien vorzunehmen, um – im Sinne der evidenzgestützten Medizin – effektive von nicht effektiven Behandlungsmethoden unterscheiden zu können und gleichzeitig eine Grundlage für den gezielten Ansatz zukünftiger Forschungsprogramme bereitzustellen.

Möge die vorliegende Publikation bei allen direkt und indirekt Betroffenen breite Aufmerksamkeit und Anerkennung finden und zum Fortschritt bei der Behandlung chronischer Wunden einen nachhaltigen Beitrag leisten.

Prof. Dr. med. Thomas Zeltner
Direktor des Bundesamtes für Gesundheit, Bern, Schweiz

Vorwort

Mit der Veröffentlichung der Handlungsleitlinien für die ambulante Behandlung chronischer Wunden und Verbrennungen wird eine fünffache Premiere begangen. Es kooperierten im Consensus-Prozeß:
Allgemeinmediziner, Internisten, Chirurgen, Plastische Chirurgen, Dermatologen und Neurologen,
Vertragsärzte und Direktoren von Universitätskliniken,
Ärzte, Krankenpflege und Selbsthilfe-Initiative,
Ärzte und Krankenkassen,
Ärzte aus Deutschland, Österreich und der Schweiz mit Ärzten aus Frankreich und vier weiteren Ländern.
Besonders zu danken ist der unermüdlichen Mitarbeit der Vertragsärzte, an erster Stelle Frau Dr. Heide Baumann, Allgemeinmedizinerin Düsseldorf, Frau Dr. Lieselotte Kühnel, Internistin Berlin, Herrn Dr. Martin Miehe, Hautarzt Berlin, und Herrn Dr. Peter Müller, Chirurg Berlin.
Großer Dank gilt Herrn Professor Dr. Hugo Partsch, Wien, und Herrn PD Dr. Eberhard Rabe, Bonn, für ihre wertvollen Hinweise.
Frau Dr. Janine Bock, Ärztin in der Weiterbildung, Berlin, besorgte vorbildlich die Einarbeitungen der zahlreichen Beiträge und präsentierte die Handlungsleitlinien auf den Kongressen der European Tissue Repair Society in Freiburg und Köln im Jahre 1997.
Einen wesentlichen Beitrag zum Zustandekommen der Veröffentlichung haben Herr Ludwig Georg Braun, Vorsitzender des Vorstandes der B. Braun Melsungen AG, und seine leitenden Mitarbeiter Herr Volker Wagner und Herr Dr. Harald Burghagen geleistet, denen sehr herzlich gedankt wird.

Die Herausgeber

Inhalt

Handlungsleitlinie für die ambulante Behandlung des diabetischen neuropathischen und neuropathisch-angiopathisch gemischten Fußulkus 41

Handlungsleitlinie für die ambulante Behandlung des Dekubitalulkus

Handlungsleitlinie für die ambulante Behandlung von Verbrennungen 1. und 2. Grades .. 121

Farbteil zwischen den Seiten 48 und 49

Handlungsleitlinie für die ambulante Behandlung des venösen und venös-arteriell gemischten Ulcus cruris

Inhalt

1 Therapieziel

Therapieziel ist die optimale Patientenzufriedenheit unter den Bedingungen wirtschaftlichen Handelns. Dieses Ziel wird erreicht durch die anatomische und funktionelle Wiederherstellung der nach Alter, Geschlecht und allgemeinem Gesundheitszustand zu erwartenden körperlichen Regelhaftigkeit, und damit des langfristigen Verschlusses des venösen und venös-arteriell gemischten Beingeschwürs – ICD 10 I 83.0, I 83.2.

Handlungsleitend ist die von inneren oder exogenen hemmenden Einflüssen ungestörte Wundheilung, speziell die Behandlung der zur Ulzeration führenden Erkrankung.

Wesentlicher Bestandteil zur Erreichung des Therapieziels ist die kommunikative Anleitung des Patienten zur Selbststeuerung seines geistigen und emotionalen Zustands. Grundlage ist ein mit dem Patienten abzustimmender Behandlungsplan, der auch das in Teilziele gegliederte Therapieziel definiert. Der Behandlungsplan enthält die durch den Arzt und die nichtärztlichen Mitarbeiter notwendigen Behandlungsleistungen mit der jeweils zugeordneten notwendigen Mitarbeit des Patienten.

2 Diagnostik

Tabelle 1: Diagnostik			
Ärztliches Gespräch: Einschätzung der Schwere der Krankheit durch den Patienten			
Vorerkrankungen, Familie, persönlich			
Alter des Ulkus	unter mehr als	8 Wochen ☐ 8 Wochen ☐	Rezidivulkus ☐ 1. Ulkus Jahr: ...
Bisherige Behandlung			
Bisherige Diagnostik			
Ulkusklassifikation Inspektion Palpation Auskultation Sondierung	Grad I Grad II Grad III Grad IV	epidermal, dermal ☐ subkutan ☐ subkutan mit Faszien und Muskeln ☐ subkutan mit Sehnen, Knochen, Gelenken ☐	
Ulkusgröße	Größte senkrecht aufeinander stehende ∅ in cm		
Unterschenkelinspektion	Corona phlebectatica ☐ Ödem ☐ Pigmentierung ☐ Athrophie blanche ☐ Ulkusnarbe ☐ Ekzem ☐		
Unterschenkelumfang	rechts ... cm		links ... cm
Gelenkstatus	arthrogene Stauung ☐		
C-Reaktives Protein Blutbild			
Wundabstrich			
Doppler-Sonographie Arterieller Index	≥ 1 ☐ < 1–0,8 ☐ < 0,8–0,5 ☐ < 0,5 ☐		
Veneninsuffizienz	oberflächliche ☐ tiefe ☐ oberflächliche und tiefe ☐		
Ernährungsstatus Stoffwechsel	Adipositas ☐ Kachexie ☐		

Tabelle 2: Erweiterte Diagnostik

Thrombophilie-Marker (Fibrin, Fibrinogen, Thrombozytenzahl und -funktion, Antithrombin III, Protein C, Protein S, Aktiviertes Protein C-Resistenz, Plasmin, Plasminogen, Plasminogenaktivator, Plasminogen Aktivator Inhibitor, Willebrand-Faktor, Prothrombinfragment 1 und 2, D-Dimer, evtl. aktivierte Faktoren: F Ia, Xa), Anti-Kardiolipin-AK	Verdacht auf tiefe Beinvenenthrombose, familiäre Neigung zu tiefen Venenthrombosen, rezidivierende Beinvenenthrombosen, Lungenembolien
Rotes Differentialblutbild, Blutzucker, Zink, Vitamin B_{12}, Folsäure, Albumin, Eisen, Transferrin, Ferritin	Verdacht auf Ernährungsmangelzustand
Verschlußplethysmographie der Venen Venen- und Muskelpumpenfunktionen ohne und mit Torniquet	besserbare Veneninsuffizienz nicht besserbare Veneninsuffizienz
Transkutaner Sauerstoffpartialdruck mmHg	Sauerstoffpartialdruckmessung am Ulkusgrund, -rand und akral
Farbkodierte Duplexsonographie	(rekanalisierte) tiefe Bein- und/oder Beckenvenenthrombose, Perforansvenen; präoperativ
Phlebographie	(rekanalisierte) tiefe Bein- und/oder Beckenvenenthrombose, Perforansvenen; Rezidivvarizen, präoperativ
Angiographie in Feinnadel-DSA-Technik	Darstellung evtl. arterieller Stenosen bei Verdacht auf periphere arterielle Verschlußkrankheit, Rekanalisierung möglich?
Epikutantestung	Verdacht auf allergisches Kontaktekzem
Histologie	Ausschluß einer Neoplasie bei langer Bestanddauer oder einer Vaskulitis

72% aller Ulcera cruris sind *venöser* Genese, etwa *15%* sind venös-arteriell *gemischte* Ulcera, rund *7%* der Beingeschwüre sind Folge *arterieller* Durchblutungsstörungen und *6% anderer*, oft sehr seltener Ursachen.

Phlebologischer Status

Nach Inspektion und Palpation der unteren Extremitäten im Stehen und Liegen erfolgt die dopplersonographische Untersuchung (8 MHz für oberflächliche, 4 MHz für tiefer gelegene Venen). Tiefe Venen werden in Nachbarschaft zu den begleitenden Arterien, die dopplersonographisch pulssynchrone, hochfrequente, peitschende Geräusche erzeugen, aufgesucht. Generell läßt sich im Falle einer Klappeninsuffizienz ein Reflux bei von der Dopplersonde aus gesehener proximaler Kompression oder distaler Dekompression nachweisen. Tiefe Refluxe werden im Zweifelsfall durch Ausschaltung der oberflächlichen Venen mittels Tourniquet von oberflächlichen Refluxen differenziert. Klinisch werden die Stadien der *chronisch-venösen Insuffizienz* nach *Widmer* und die der *peripheren arteriellen Verschlußkrankheit* nach *Fontaine* eingeteilt:

Tabelle 3: Klassifikation der chronisch-venösen Insuffizienz nach Widmer

Stadium	Klinik
I	Ödem, subfasziale Stauung, Corona phlebectatica
II	Induration, Pigmentierung, Ekzem
III	Ulkus, Ulkusnarbe

Tabelle 4: Klassifikation der peripheren arteriellen Verschlußkrankheit nach Fontaine

Stadium	Klinik
I	Beschwerdefreiheit bei nachgewiesener Stenose oder fehlenden Pulsen
II	Belastungsschmerz = Claudicatio intermittens = Schaufensterkrankheit
IIa	Gehstrecke > 200 m
IIb	Gehstrecke < 200 m
III	Ischämischer Ruheschmerz
IV	Nekrose, Gangrän

Geräteausstattung für die ambulante Behandlung:

* Venentreppchen
* Untersuchungsliege
* Blutdruckmeßgerät
* Ultraschall-Doppler, bidirektional
* Photoplethysmograph
* Gefäß-Set: Meßband, Meßgitter, Thermometer, Tourniquet (Stauschlauch 40–60 cm)
* Wundreinigungs-Set: Skalpell, Scharfer Löffel, Pinzette, Ringer-Lösung, Einmal-Handschuhe
* Labor-Set: Wundabstrichröhrchen/Kulturmedium, Vacutainer für Blutabnahmen
* Histologie-Set: Biopsiestanzen
* Handdusche/Whirlpool
* Apparate zur Kompressionstherapie

3 Symptomatische und prognostische Indikation

3.1 Symptomatische Indikation

Die symptomatische Indikation benennt den Grund zur Anwendung eines bestimmten therapeutischen Verfahrens in einem Krankheitsfall mit dem Ziel, einen optimalen Heilerfolg zu erreichen. Die symptomatische Indikation hat die exakte Diagnosestellung und die Kenntnis der ursächlichen Pathomechanismen zur Grundlage.

3.2 Prognostische Indikation

Die prognostische Indikation wägt Nutzen und Risiken, Aufwand und Erfolg des gewählten therapeutischen Verfahrens ab und berücksichtigt die individuelle Fallkonstellation, die durch die Patienten-Compliance, den körperlichen, geistigen und emotionalen Zustand, die soziale Einbindung in Familie, Bekanntenkreis und die Wohnverhältnisse sowie die Funktionsfähigkeit im Beruf und Alltag des Patienten bestimmt wird.

Es wird ein Behandlungsplan mit in Teilziele gegliedertem Therapieziel erstellt. Die notwendige Mitwirkung des Patienten wird den Teilzielen zugeordnet. Alternative Ziele des Behandlungsplans sind:
- Erhaltung/Wiederherstellung der Arbeitsfähigkeit,
- Vermeidung der Pflegebedürftigkeit,
- Verbesserung der Lebensqualität,
- Gewinnung von Überlebensjahren.

Die Patientenselbsteinschätzung der Lebensqualität soll in die Besprechung des Behandlungsplans mit dem Patienten einbezogen werden. Eine weitere Patientenselbsteinschätzung der Lebensqualität soll beim Abschluß der Wundbehandlung erfolgen und den Quartals- und Jahreszielen der Tertiärprävention als Grundlage dienen.

Fünf Faktoren beeinflussen die Mitarbeit des Patienten:
- Einschätzung der Schwere der Krankheit durch den Patienten,
- Beurteilung der Wirksamkeit der Behandlung durch den Patienten,
- Dauer der Behandlung und Krankheit,
- Komplexität der Therapie,
- Arzt-Patient-Beziehung.

Entscheidungsdiagramm: Venöses und venös-arteriell gemischtes Ulcus cruris

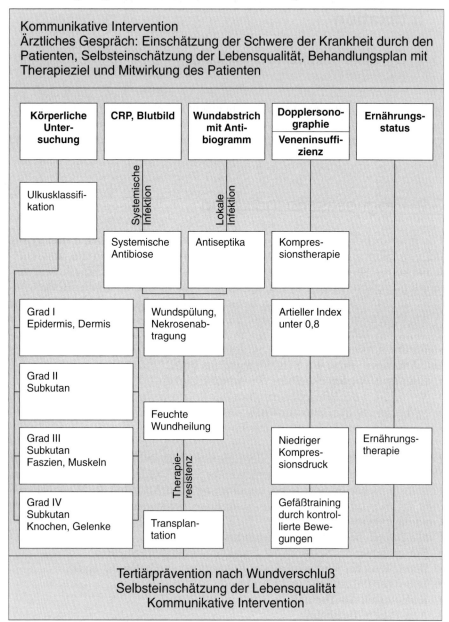

Kommunikative Intervention
Ärztliches Gespräch: Einschätzung der Schwere der Krankheit durch den Patienten, Selbsteinschätzung der Lebensqualität, Behandlungsplan mit Therapieziel und Mitwirkung des Patienten

| **Körperliche Untersuchung** | **CRP, Blutbild** | **Wundabstrich mit Antibiogramm** | **Dopplersonographie** / **Veneninsuffizienz** | **Ernährungsstatus** |

Ulkusklassifikation

Systemische Infektion

Lokale Infektion

Systemische Antibiose

Antiseptika

Kompressionstherapie

Grad I
Epidermis, Dermis

Wundspülung, Nekrosenabtragung

Artieller Index unter 0,8

Grad II
Subkutan

Feuchte Wundheilung

Grad III
Subkutan
Faszien, Muskeln

Therapieresistenz

Niedriger Kompressionsdruck

Ernährungstherapie

Grad IV
Subkutan
Knochen, Gelenke

Transplantation

Gefäßtraining durch kontrollierte Bewegungen

Tertiärprävention nach Wundverschluß
Selbsteinschätzung der Lebensqualität
Kommunikative Intervention

4 Ambulante und stationäre Behandlung

Die Zusammenarbeit von ambulanter Behandlung mit spezifischer Mindestfallzahl und stationärer Behandlung wird von medizinischen und wirtschaftlichen Erfordernissen bestimmt.

Tabelle 5: Ambulante und stationäre Diagnostik

Diagnostik	Ambulant mit spezifischer Mindestfallzahl	Stationär
Ulkus-Grad, -Größe, -Alter, Lokalisation	Patient ohne/mit Risikofaktoren	
CRP, Blutbild	Patient ohne/mit Risikofaktoren	
Wundabstrich	Patient ohne/mit Risikofaktoren	
Doppler-Sonographie Arterieller Index	Patient ohne/mit Risikofaktoren	
Veneninsuffizienz	Patient ohne/mit Risikofaktoren	
Gelenkstatus	Patient ohne/mit Risikofaktoren	
Ernährungsstatus	Patient ohne/mit Risikofaktoren	
Erweiterte Diagnostik	Ambulant mit spezifischer Mindestfallzahl	Stationär
Verschlußplethysmographie der Venen	Patient ohne/mit Risikofaktoren	
Transkutane Sauerstoffpartialdruckmessung	Patient ohne/mit Risikofaktoren	
Duplexsonographie	Patient ohne/mit Risikofaktoren	
Phlebographie	Patient ohne Risikofaktoren	Patient mit Risikofaktoren
Angiographie in Feinnadel-DSA-Technik	Patient ohne Risikofaktoren	Patient mit Risikofaktoren

Als Risikofaktoren gelten Gelenkversteifung, Gerinnungsstörungen, Nierenfunktionseinschränkung, schwere koronare Herzkrankheit, Herzinsuffizienz und schwere arterielle Hypertonie sowie schwere neurologische Erkrankungen.

Tabelle 6: Ambulante und stationäre Therapie

Therapie	Ambulant mit spezifischer Mindestfallzahl	Stationär
Wundreinigung Nekrosenabtragung Feuchte Wundheilung Kompressions- und Physiotherapie	Patient ohne/mit Risikofaktoren	
Transplantation	Patient ohne/mit Risikofaktoren	
Crossektomie und Exstirpation der V. saphena magna und/oder parva, ggf. einschl. Exstirpation oder subfaszialer Ligatur von Seitenastvarizen oder insuffizienter Perforansvenen	Patient ohne Risikofaktoren	Patient mit Risikofaktoren
Venenexhairese durch Stripping mit Unterbrechung der Venae perforantes einseitig, einschl. Crossektomie	Patient ohne Risikofaktoren	Patient mit Risikofaktoren
Paratibiale Fasziotomie bei postthrombotischem Syndrom		Patient ohne/mit Risikofaktoren
Plastische Deckung sehr großer Ulcera		Patient ohne/mit Risikofaktoren
Paratibiale Fasziektomien bei Gamaschen-Ulkus		Patient ohne/mit Risikofaktoren
Rekanalisation (perkutane Dilatation mit/ohne Stent, Laser-Angioplastie), Lappenplastik mit Bypass-Anschluß		Patient ohne/mit Risikofaktoren

5 Lokale und systemische Therapie

Die Therapie des venösen und venös-arteriell gemischten Ulcus cruris besteht aus *lokalen und systemischen*, an der *Grunderkrankung* angreifenden Maßnahmen. Die lokale Therapie umfaßt die *Wundreinigung*, die *feuchte Wundheilung*, die *Kompressions- und Physiotherapie* sowie die *Haut-, Zell- und Wachstumsfaktor-Transplantation*. Im Falle einer Infektion erfolgt als systemische Maßnahme eine antibiotische Therapie.

Tabelle 7: Ambulante Therapie des Ulcus cruris

Lokale Therapie	Systemische Therapie
Wundreinigung	Kommunikative Intervention
Feuchte Wundheilung	Infektion: Spezifische, systemische Anti-
Kompressionstherapie	biose
Gezielte Bewegungsübungen/Gefäß-	Thrombophilie: Antikoagulation
training	Arterielle Verschlußkrankheit: Risikofaktor-
Transplantation	minimierung
	Ernährungstherapie
	Medikamentöse Therapie

5.1 Lokale Therapie

5.1.1 Wundreinigung

Die Tiefenausdehnung des abgestorbenen Gewebes und der Wundflüssigkeit ist neben Beschaffenheit, Menge und Lokalisation sowie dem Allgemeinzustand des Patienten ausschlaggebend für das Vorgehen beim Debridement. Es muß zwischen der Entfernung von oberflächlichem, also epidermalem oder dermalem, und tiefer liegendem, subkutanem abgestorbenem Zellgewebe differenziert werden. Dies ist einerseits für die Wahl des Verfahrens und die Beurteilung der Delegationsfähigkeit von Bedeutung. Die Abtragung epidermaler und dermaler Nekrosen kann an Krankenpflegekräfte delegiert werden, das subkutane Debridement muß in ärztlicher Hand liegen.

Ein Debridement kann *autolytisch, mechanisch* oder *enzymatisch* erfolgen. Autolytisch werden Beläge bei der Wundversorgung mit interaktiven Verbänden gelöst. Beim mechanischen Debridement werden mit dem Skalpell insbesondere feste, zähe Nekrosen und Beläge entfernt. Die Kollagenase hat den Vorrang vor anderen enzymatischen Behandlungen. Zum oberflächlichen Debridement können alle drei Methoden eingesetzt werden, die Entfernung tiefer Nekrosen sollte, schon um das Infektionsrisiko zu mindern, mechanisch durchgeführt werden.

Tabelle 8:   **Vor- und Nachteile verschiedener Debridement-Techniken**

	Autolytisch		Mechanisch		Enzymatisch	
	Vorteil	Nachteil	Vorteil	Nachteil	Vorteil	Nachteil
Schmerzen	selten			häufig schmerzhaft	selten	
Nebeneffekte		Geruchsbildung, Mazeration möglich		iatrogene Verletzung möglich		Mazeration möglich
Wirkeintritt		verzögert	schnell, effektiv			verzögert
Sensibilisierung	selten		keine		selten	
Qualifikation	üblich			besonders	üblich	
Kosten	günstig		günstig			hoch

Die *mechanische Abtragung* abgestorbenen Materials und festhaftender fibrinöser Beläge kann für den Patienten sehr unangenehm und schmerzhaft sein, besonders wenn ätiologisch eine arterielle Komponente mit vorliegt. Der Vorteil liegt allerdings in dem unmittelbar sichtbaren Erfolg und in der Anregung der Wundheilung.

Das unterschiedlich schmerzhafte mechanische Debridement mit Skalpell und Pinzette kann mit 2 % Lidocain getränkten Kompressen oder durch lokalanästhetische Cremes, die okklusiv 1 bis 4 Stunden einwirken müssen, für den Patienten erträglicher gemacht werden. Dies kann zu Hause durch den Patienten selbst, durch verwandte und bekannte Personen sowie durch die häusliche Krankenpflege oder in der Vertragsarztpraxis durch die Praxismitarbeiter vorbereitet werden. Nach dem Einwirken wird die Creme entfernt, die Wunde mechanisch von Belägen befreit. Die Wundspülung erfolgt mit Leitungswasser durch Handdusche/Whirlpool, mit Kochsalzlösung oder Ringerlösung.

5.1.2 Feuchte Wundheilung

Interaktive Wundverbände sind wirkstofffreie Medizinprodukte, die ein feuchtes Wundmilieu aufrechterhalten können, ohne daß es zu Gewebemazeration und zur Bildung von feuchten Kammern kommt. Besondere hochresorptive Polymere nehmen das Exsudat auf und regulieren interaktiv die Feuchtigkeitsver-

hältnisse in der Wunde. Zu den interaktiven Wundverbänden gehören z. B. Alginat-, Hydrogel-, Hydrokolloid-, Weichschaum- und Folienverbände im engeren Sinn sowie Aktivkohleverbände im weiteren Sinn.
Die feuchten Wundverhältnisse ermöglichen im Vergleich zur offenen, austrocknenden Wunde ein leichtes „Wandern" der frischen Epithelzellen. Durch die thermische Isolation wird das Zellwachstum positiv beeinflußt. Außerdem fördert die gewünschte, durch die feuchten Wundverhältnisse hervorgerufene Hypoxie im Bereich der Wundoberfläche die Angiogenese.
Selbsthaftende Verbände sollen die Wundränder 2–3 cm überragen, so daß die Ränder an der umgebenden intakten Haut anliegen. Nicht selbsthaftende Verbände werden der Wunde so angepaßt, daß sie diese locker ausfüllen. Tiefere Wundhöhlen können z. B. mit hydrokolloidalem Puder oder hydrokolloidaler Paste, einem Hydrogel oder einem drapierfähigem Calciumalginat- oder Weichschaumverband ausgefüllt werden. Der nach außen abschließende Verband kann dann mit einem selbsthaftenden Verband erfolgen. Bei Problemzonen bzw. nicht selbsthaftenden Verbänden kann die Fixierung auch mit einem Haut-Schutzfilm unterstützt werden. In jedem Fall soll der Wundverband der Wundfläche anliegen.

Verbandswechsel während der Exsudationsphase

Der Verband wird während der Exsudationsphase täglich oder sogar mehrmals täglich gewechselt, da das Ausmaß der Exsudation zu Beginn oft erheblich ist. Da interaktive Wundverbände das Wundexsudat aufsaugen, kann die umgebende Haut durch darin enthaltene proteolytische Enzyme nicht geschädigt werden. Es darf aber nicht so lange gewartet werden, daß die Aufnahmekapazität des Verbandes überschritten wird. Bei Hydrokolloidverbänden bildet sich als Zeichen der Notwendigkeit eines Verbandswechsels eine Flüssigkeitsblase, nach dem Freilegen der Wunde ist diese mit einem gelblichen Gel ausgefüllt, dessen Beschaffenheit und Geruch putride sind, es handelt sich dabei nicht um eine Wundinfektion, sondern um Bestandteile des Verbandes in Verbindung mit aufgenommenem Exsudat. Bei Hydrogel-, Alginat- und Weichschaumverbänden wird das Exsudat ohne Gelbildung aufgesaugt. Die Entfernung des Wundverbandes ist in der Regel atraumatisch und für den Patienten schmerzlos, sollte ein Verband doch einmal an der Wunde haften, so kann er unter Spülung mit Leitungswasser durch eine kurze Dusche, mit Kochsalz- oder Ringerlösung gelöst werden. Die Wunde wird dann in gleicher Weise gespült. Gel oder locker aufliegende Beläge lassen sich so meist ausreichend entfernen, bei fester haftendem, nekrotischem Material sollte ein mechanisches Debridement erfolgen. Alternativ besteht die Möglichkeit eines enzymatischen Debridements. Vor Aufbringung eines frischen interaktiven Wundverbands sollten die Wundränder mit einem trockenen, sterilen Tupfer abgetupft werden.
Je nach individueller Fallkonstellation kann der Verbandswechsel, wenn er vom Patienten oder einer Hilfsperson erlernt und verstanden ist, im Intervall zu

Hause durchgeführt werden. So können nach einer anfänglich bis zu täglichen Vorstellung während der ersten Woche der Behandlung in der Vertragsarztpraxis später wöchentliche Termine ausreichen.

Granulation
Als proliferative Phase wird die zunehmende Ausbildung von Granulationsgewebe bezeichnet. Exsudate während der Granulation sind durch Wundspülung leicht zu entfernen. Es genügt jetzt, wenn der interaktive Wundverband durchschnittlich *dreimal wöchentlich* gewechselt wird, z. B. zweimal zu Hause und einmal in der Vertragsarztpraxis, wo ein Debridement erfolgen kann. Hypergranulationen bedürfen keiner hemmenden Therapie.

Epithelisierung
Der Verbleib eines interaktiven Wundverbands kann in der Epithelisierungsphase auf bis zu *sieben Tage* gesteigert werden. Es tritt dann kaum noch Exsudation auf, andererseits wird das frisch entstehende Epithel im feuchten Milieu geschützt und trocknet nicht aus. Die Epithelisierung erfolgt je nach Alter, Grunderkrankung und konsequenter Einhaltung der Therapie in unterschiedlicher Geschwindigkeit. Wenn man den Eindruck hat, daß der granulierte Ulkusgrund zentral fibrotisch-anerg wird, kann eine Anfrischung der Wunde durch vorsichtige Kürettage hilfreich sein.
Im allgemeinen genügen jetzt wöchentliche Konsultationen in der vertragsärztlichen Praxis; längere Intervalle sind aber nicht zu empfehlen, da die Patienten-Compliance allgemein und die der Kompressionstherapie speziell erfahrungsgemäß im Laufe einer langwierigen Therapie abnimmt, und der Patient immer wieder einer Anleitung und Bekräftigung bedarf.

Allergisches und irritatives Kontaktekzem sowie Stauungsekzem
Besteht ein Stauungsekzem, eine Kontaktallergie durch Externa oder ein irritatives Ekzem durch Wundsekrete, muß kurzfristig mit einem steroidhaltigen Externum behandelt werden. Je nach Ausprägung des Ekzems verspricht die Anwendung eines hochpotenten Steroids der Klasse 3 oder 4 für wenige Tage mehr Erfolg als der Einsatz eines niedrigpotenten Präparats über einen längeren Zeitraum; die Salbengrundlage muß unter Berücksichtigung von Sensibilisierungen und dem Feuchtigkeitszustand entsprechend gewählt werden. Allgemein soll die Lokaltherapie hypoallergen sein.

Baden
Der Verbandswechsel kann auch zu einem kurzen Unterschenkel(dusch)bad, zum Beispiel mit medizinischer Schmierseife, die die Haut geschmeidig hält und dem Patienten ein angenehmes Frischegefühl gibt, genutzt werden.

Ein großer Vorteil selbsthaftender interaktiver Wundverbände ist die Möglichkeit, auch mit dem Wundverband nach Ablegen des Kompressionsverbands zu baden oder zu duschen.

5.1.3 Kompressions- und Physiotherapie

Sinnvoll ist, je nach Ätiologie zugleich mit einer suffizienten Kompressions- und Bewegungstherapie zu beginnen. Grundsätzlich ist der Verband mit Kurzzugbinden beim mobilen Patienten mit Ulcus cruris venosum indiziert. Kurzzugbinden erzeugen einen hohen Arbeitsdruck, fördern also durch Betätigung der Muskelpumpe den Transport des Blutes von distal nach zentral und somit die Ödemresorption bei chronisch-venöser Insuffizienz. Bei Patienten mit Herzinsuffizienz muß die Entstauung vorsichtig geschehen, um das Herz nicht mit zu viel Volumen zu überfordern; bei dekompensierter Herzinsuffizienz ist eine Kompressionstherapie kontraindiziert.

In der Regel genügt es, bis zum Knie zu komprimieren. Dabei sollte die Stellung im Sprunggelenk 90° betragen und die Ferse mit eingebunden sein. In zirkulärer Doppelbindentechnik mit zwei gegenläufigen Binden von 8 und 10 bzw. 12 cm Breite wird der Verband vom Zehengrundgelenk bis zum Fibulaköpfchen weitgehend rutschfest angelegt, wobei der Druck von distal nach proximal abnimmt. Der Verband soll weder Schmerzen noch Schnürfurchen oder Druckstellen verursachen. Die Verbände müssen erneuert werden, wenn es zu einer Lockerung infolge Ödembildung kommt, was bereits bei mobilen Patienten nach 1 bis 2 Tagen im akuten Stauungszustand der Fall ist.

Knöchel oder Kanten über dem Schienbein und der Achillessehne sollen seitlich gepolstert werden, um die hier stärkere Wölbung auszugleichen und damit den lokalen Andruck herabzusetzen. Bei Ulcera mit stark verhärteten Rändern kann der Anlagedruck durch ein Polster verstärkt werden.

Liegt ein venös-arteriell gemischtes Ulcus cruris vor, ist eine Kompression bis zur vom Patienten tolerierten Druckstärke in Kombination mit einer Bewegungstherapie indiziert. Hierfür eignen sich Kurzzugbinden bei mobilen Patien-

Tabelle 9: Arterieller Index und Kompressionstherapie

Arterieller Index	Kompression
≥ 1	Kompressionstherapie bis 60 mmHg angezeigt
< 1–0,8	Leichte periphere arterielle Verschlußkrankheit Kompressionstherapie bis 40 mmHg angezeigt
< 0,8–0,5	Kompressionstherapie bis zur vom Patienten tolerierten Druckstärke angezeigt
< 0,5	Kompressionstherapie nicht angezeigt

ten. Liegt der arterielle Index < 0,8, ist von einer Kompressionstherapie abzusehen.

Oberstes Gebot einer jeden Kompressionstherapie ist ihre konsequente Anwendung: Sofern der Kompressionsverband nicht über Nacht verbleibt und am Morgen erneuert wird, so wird er erst vor dem Zubettgehen abgelegt und am nächsten Morgen sofort mit oder ohne Wechsel des interaktiven Wundverbands wieder angelegt.

Drei-S-Drei-L-Regel:
Schlecht sind Sitzen oder Stehen
Lieber Laufen oder Liegen
Besteht ein arthrogenes Stauungssyndrom, so ist eine Optimierung der Beweglichkeit, insbesondere im Bereich des oberen Sprunggelenks, durch physiotherapeutische Maßnahmen zu erstreben, da eine Kompression ohne Betätigung der Muskelpumpe sinnlos ist. Dem Patienten ist regelmäßiges Gefäßtraining durch intensives kontrolliertes Gehtraining und Übungen zur Funktionsverbesserung des oberen Sprunggelenks und der Wadenmuskelpumpe zu verordnen.

5.1.4 Transplantation und Wachstumsfaktor-Einsatz

Haut-Transplantation
Das Ulcus cruris venosum ist grundsätzlich einer Haut-Transplantation zugänglich. Grundvoraussetzungen sind ein guter Allgemein- und Ernährungszustand, die Korrektur von Stoffwechselerkrankungen, ausreichende Mobilität des Patienten, Kompressionstherapie und eine gute Compliance.
Weitere Voraussetzungen sind die Freiheit von Infektionen, Nekrosen und (allergischen) Kontaktekzemen der Umgebungshaut. Eine gute Granulation mit geringer Exsudation verbessert die Transplantationsbedingungen erheblich. Mechanisches Debridement und der Einsatz geschäumter Polyurethanverbände optimiert die Vorbereitungsphase des Wundbettes. Es kommen unterschiedliche Transplantationsverfahren zur Anwendung. Gefriergetrocknete Xenografts stellen eine Form der temporären Wundabdeckung dar. Sie sind von nachgeordneter praktischer Relevanz in der Ulkustherapie.
Spalthauttransplantate bieten den Vorteil der einfachen Entnahme und der Deckungsmöglichkeit für größere Flächen. Ihre mechanische Belastbarkeit ist gering, die Nichteinheilung bei suboptimaler Vorbereitung des Wundbettes häufig. Die Einheilungsrate im Gelenkbereich ist bei mangelnder Ruhigstellung deutlich geringer als bei Transplantation in gelenkfernen Regionen (z. B. Unterschenkelmitte). Eine nichtadhäsive, unter mäßigem Auflagedruck stehende Abdeckung (Fettgazen, Silikonauflagen, Polyamidnetze) ist wünschenswert. Bis zur Einheilung ist keine aktive Mobilisation anzustreben. Auf einen sterilen

Verbandswechsel ist unbedingt zu achten. Spalthauttransplantationen sind Verfahren der zweiten Wahl in der operativen Ulkustherapie. Reverdin-Transplantate (pinch grafts) sind eine technisch weniger anspruchsvolle, aber sehr wirksame Methode der Ulkusbehandlung. Sie lassen sich auch im Gelenkbereich und bei hochbetagten Patienten durchführen. Die Abdeckung der Transplantate sollte wie bei Meshgraft-Transplantaten vorgenommen werden. Heilungsraten sind von der Grunderkrankung sowie Begleiterkrankungen abhängig, können aber selbst bei ungünstigen Ausgangsbedingungen noch $> 20\%$ erreichen. Sie stellen die Transplantationstechnik der ersten Wahl dar, sind kostengünstig, einfach und relativ effektiv.

Keratinozyten-Transplantation

Die Verwendung kultivierter Keratinozyten kann in den Arztpraxen mit spezifischer Mindestfallzahl zur Anwendung kommen.

Eine Keratinozyten-Transplantation setzt voraus, daß das Ulkus sehr flach, vital und infektionsfrei ist. Fibrinbeläge müssen entfernt werden. Ein kallöser Ulkusrand ist zu exzidieren.

Zur eigentlichen Transplantation kommen differente Verfahren zur Anwendung. Keratinozyten-Suspensionen können als biologisches Therapeutikum angesehen werden. Problematisch ist die Wundabdeckung in diesen Fällen, weil die Suspensionen mechanisch nicht belastbar und gegenüber thermischen und mikrobiellen Faktoren sehr anfällig sind. Keratinozyten können auf Trägermaterialien wie polymeren Folien oder Gittern gezüchtet werden (z. B. Polyurethane, Hyaluronsäure), um ein einfacheres Handling und eine größere mechanische Stabilität zu erzielen. Sie scheinen bei flachen Wunden die Heilung deutlicher zu fördern als nicht selbsthaftende Wundverbände.

Diese Entwicklungen zielen auf ein Bioengineering verlorengegangener Haut hin. Neue Technologien erlauben die Verwendung von präparierten Spenderkeratinozyten auf einer speziellen Dermis. Diese in vitro hergestellte „Vollhaut" (composite graft) eröffnet neue Therapiemöglichkeiten.

Wachstumsfaktor-Therapie

Der Einsatz von Wachstumsfaktoren in der Behandlung chronischer Wunden basiert auf der Annahme eines absoluten oder relativen Mangels bzw. eines Überbedarfs solcher Faktoren in der Heilungsphase. Obwohl die Charakterisierung der Wundflüssigkeit in chronischen Ulcera schwierig ist, sprechen die zur Zeit vorliegenden Daten eher für ein Überangebot an Zytokinen und Wachstumsfaktoren und eine Dysbalance als für Mangelzustände.

Die Anwendung der Wachstumsfaktoren in der Ulkusbehandlung steht praktischen Problemen einer Arzneimitteltherapie gegenüber:

- Auswahl des Faktors (welcher, warum),
- Dosierung (Menge, Applikationsfrequenz),

- Wiederfindungsrate,
- Nebenwirkungsprofil (profitieren auch Keime davon?),
- Kombinationsmöglichkeiten,
- Interaktionen.

Einzelne Fallbeobachtungen und Pilotstudien liegen für den Einsatz vom Granulozyten-Makrophagen-Wachstumsfaktor (GM-CSF), plättchenabhängigem Wachstumsfaktor (PDGF), epidermalem Wachstumsfaktor (EGF) u. a. vor. Für das Ulcus cruris venosum läßt die Datenlage derzeit keine allgemeine Empfehlung zu. Aufgrund des zusätzlichen erheblichen Kostenaufwandes bei nicht validierter Effizienz sollte ihr Einsatz vorerst kontrollierten Studien vorbehalten sein.

5.2 Systemische Therapie

5.2.1 Biomedizinische und kommunikative Intervention

Durchschnittlich hat jeder Arzt 10 000 Patienten-Kontakte im Jahr. Die in der Arzt-Patient-Begegnung vollzogene kommunikative Intervention zur kognitiven und emotionalen Selbststeuerung des Patienten ist die notwendige Ergänzung zur biomedizinischen Intervention.
Die kommunikative Intervention erfolgt in vier Schritten:
- mit dem Patienten Kontakt aufnehmen,
- dem Patienten mit Empathie begegnen,
- den Patienten aufklären und schulen,
- die Mitarbeit des Patienten fördern.

Als Grundregeln gelten:
- Die Wirklichkeit des Patienten ist ein Konstrukt seines Gehirns. Sie ist von der Wirklichkeit des Arztes unterschieden.
- Der Arzt muß deshalb fortwährend übersetzen, verbinden und fokussieren.
- Empathie heißt, Gefühle des Patienten wahrnehmen, Pausen zur Reflektion der Situation einlegen, das nach Meinung des Arztes vorhandene Gefühl benennen, dem Patienten mitteilen, daß diese Gefühle verstanden und nachempfunden werden können, daß diese Gefühle respektiert werden und Unterstützung und Partnerschaft angeboten werden.
- Aufklärung und Schulung erreichen den Patienten nur dann, wenn das Wahrgenommene als hinreichend neu und wichtig, das heißt für Leben und Überleben relevant, bewertet wird.

- Auf die Mitarbeit des Patienten haben Alter, Geschlecht, Beruf, Familienstand oder Persönlichkeitsmerkmale keinen Einfluß. Der Patient hat ein Krankheitskonzept, das ihm erklärt, was mit seiner Gesundheit geschieht.
- Im Gespräch über das Krankheitskonzept des Patienten ist ein einfacher Therapieplan einschließlich der Mitwirkung des Patienten zu entwickeln.

5.2.2 Septisches und aseptisches Ulkus

Eine antibiotische Behandlung ist aufgrund der Sensibilisierungsgefahr als Lokaltherapie bis auf wenige Ausnahmen beim Ulcus cruris nicht indiziert. Bei Auftreten einer Komplikation in Form eines Erysipels, einer phlegmonösen oder abszedierenden Entzündung sowie einer Sepsis ist die *systemische Antibiose* das Mittel der Wahl.

Antibiogramm- und Resistenzbestimmung aus Abstrichen und Blut sind bei gegebener Lokal- und Systeminfektionssymptomatik sowie bei immunsupprimierten Patienten durchzuführen. Beimpfte aerobe und anaerobe Nährmedien können dazu in Speziallabors geschickt werden. Es sind Abstriche aus der Tiefe der Wunde und aus den Wundrändern zu entnehmen, um ein aussagekräftiges Keimspektrum zu gewinnen. An diesen Stellen sind die Infektionserreger in den größten Mengen vorhanden. Bei Verdacht auf eine Sepsis müssen Blutkulturen während eines Fieberschubes entnommen werden.

Die sogenannte Normalflora, aber auch pathogene Mikroorganismen kolonisieren Haut und Schleimhäute, ohne ins Gewebe einzudringen und eine Reaktion des Makroorganismus hervorzurufen. Bei chronischen Wunden kommen Sekundärbesiedelungen durch Bakterien und Pilze hinzu. Durch Abstriche diagnostiziert, erfordert dies ohne lokale oder systemische Abwehrreaktionen des Körpers im Normalfall keine Behandlung. Bei Patienten mit einer geschwächten Infektabwehr (z. B. medikamentöse Immunsuppression, hohes Alter, Diabetes mellitus, erworbene Immunschwäche) kann es jedoch zum Eindringen dieser Mikroorganismen in das Gewebe sowie zur Sepsis kommen, weshalb hier eine Keimsanierung bzw. -reduktion auch ohne Infektionsklinik erfolgen sollte.

Tabelle 10: Infektion		
Klinik		Therapie
Lokal:	Pus	Sekretabfluß; selten externe Antibiotika erforderlich
Systemisch:	Fieber, Leukozytose	Breitband-Antibiotikum der ersten Reihe systemisch bis zum Vorliegen des Resistogramms, zusätzlich lokale Maßnahmen wie bei lokalisierter Infektion; Bettruhe

Lokalisierte Infektionen kann man wirkungsvoll mit Antiseptika behandeln: Hier empfiehlt sich insbesondere Polyvidoniod. Wenn trotzdem lokal mit Antibiotika gearbeitet wird, dann sind solche zu wählen, die nicht oder selten sensibilisieren und nicht für die interne Gabe oder als Reserveantibiotikum bestimmt sind, z. B. Bacitracin, Polymyxin B oder Tyrothricin.

Tabelle 11: Externe Antibiotikaanwendung

Vorteile	Nachteile
Applikationsort = Wirkort	Wundheilungshemmung
Hohe Wirkstoffkonzentration	Sensibilisierung
Keine systemischen Nebenwirkungen	Resistenzbildung

Bei Vorliegen einer Wundinfektion können Alginatverbände oder -tamponaden und geruchsabsorbierende Aktivkohleverbände verwendet werden.

5.2.3 Ernährungstherapie

Der Heilverlauf des Ulcus cruris kann bei adipösen Patienten durch Reduktionskost und Näherung an das Normalgewicht positiv beeinflußt werden. Andererseits ist Unterernährung in Form eines Mangels an Kohlenhydraten, Eiweiß, und/oder Fett, aber vor allem auch Vitamin- und Spurenelementdefizienz aufgrund verminderter Nahrungsaufnahme sowie chronischen Verlusts durch Wundflächen beim Menschen schon in geringer Ausprägung Ursache einer verzögerten Wundheilung. Insbesondere Vitamin C, Zink, Vitamin A und Arginin scheinen neben einer ausreichenden Tageskalorienversorgung einen fördernden Einfluß in der Kollagensynthese zu haben. Es empfiehlt sich, bei Verdacht auf eine Unterversorgung vor einer Substitutionstherapie eine entsprechende Labordiagnostik durchzuführen, da eine Überversorgung kein Garant für einen Heilerfolg ist und zum Beispiel bei Vitamin A die Gefahr einer Hypervitaminose besteht. Bei gegebener Indikation kann eine nutritive Substitution als ergänzende Therapiemaßnahme die Wundheilung, insbesondere die Bildung von Bindegewebe, deutlich positiv beeinflussen.
Die Ernährungsempfehlung soll als schriftliche ärztliche Verordnung dem Patienten übergeben werden.

5.2.4 Medikamentöse Therapie

Adjuvante Pharmakotherapeutika
Die Ergebnisse einer randomisierten kontrollierten klinischen Studie haben ergeben, daß bei täglich 300 mg Acetylsalicylsäure zusätzlich zur Kompressionstherapie die Ulkusgröße sich bei doppelt so vielen Patienten wie in der Placebogruppe verminderte. Dies rechtfertigt eine ASS-Behandlung. Wegen häufig gleichzeitigem Vorliegen anderer Risikofaktoren (z. B. Herz-Kreislauf-Erkrankungen, Thromboseneigung) können die Patienten von der Prophylaxe gegen Risikofaktoren und Therapie des Ulcus cruris doppelten Nutzen ziehen.
Als adjuvante Pharmakotherapeutika werden außerdem mit unterschiedlichem Erfolg Pentoxyphyllin und Prostaglandin E_1 eingesetzt.

Venenmittel
Die medikamentöse Therapie mit Venenmitteln wird in der Standardliteratur nicht erwähnt oder als nicht erforderlich abgelehnt. Vor der Behandlung der Stauungsbeschwerden mit Diuretika wird ausdrücklich gewarnt.

Schmerztherapie
Obwohl Schmerzen beim Ulcus cruris nicht die Regel sind, können diese insbesondere bei arterieller Komponente, älteren Patienten sowie während Therapiemaßnahmen wie dem mechanischen Debridement auftreten. Je nach Schmerzanamnese sollten akute und chronische Wundschmerzen durch Lokalanästhesie oder orale Analgetika behandelt werden.

5.3 Medizinprodukte- und Arzneimittel-Verordnungen

Die Verordnungen der Medizinprodukte und Arzneimittel erfolgen nach medizinischen und wirtschaftlichen Erfordernissen.

5.3.1 Medizinprodukte

Interaktive Wundverbände
Qualitätskriterien interaktiver Verbände:
- Autolytisches Debridement mit Absorption des Wundexsudats,
- Feuchtes Klima zur Zell-Migration, -Proliferation und -Differenzierung sowie Neovaskularisation,
- Thermische Isolierung und Temperaturstabilisierung,
- Infektionsschutz durch Undurchlässigkeit für Mikroorganismen von außen,

- Keine Abgabe von Fasern und Fremdstoffen,
- Atraumatische Entfernung,
- Geringes allergisierendes Potential,
- Einfache, zeit- und kostensparende Handhabung.

Tabelle 12: Interaktive Wundverbände und deren phasengerechter Einsatz

Alginat-verbände	Hydrogel-verbände	Hydrokol-loidver-bände	Weich-schaum-verbände	Filme, Folien-verbände	Aktivkohle-verbände
Exsudation infizierte Wunde	Exsudation Granula-tion trockene Wunde	Exsudation Granula-tion Epithe-lisierung	Exsudation Granula-tion	Epithelisie-rung	Geruchs-hemmend infizierte Wunde
Wund-verband Tamponade	Wund-verband Gel	Wund-verband Paste Puder	Wund-verband	Wund-verband	Wund-verband

Allgemein ist der Einsatz verschiedener interaktiver Verbände in zahlreichen Varianten im Laufe der Wundheilungsphasen möglich und unterliegt keinem starren Schema. Zunehmend werden Mischformen von Verbänden angeboten; z. B. Weichschaum- und Hydrogelverband oder Hydrokolloid- und Alginatverband kombiniert:

- Kurzzugbinden,
- Dauerkompressionsverbände,
- Kompressionswadenstrümpfe Klasse II und III,
- Strumpfanziehhilfen für Kompressionsstrümpfe,
- Apparate zur intermittierenden Kompressionstherapie.

5.3.2 Arzneimittel

Tabelle 13: Biologische Wunddeckung

Xeno-/Allo-/Autograft-Haut	kryokonserviert, lyophilisiert, und glyzerin-konserviert
Amnion-Membran	$(AgNO_3)$ konserviert
Azelluläre Dermis	gefriergetrocknet, glyzerin-konserviert
Kultiviertes Epithelium (HK)	autolog, allogen, stammzellreiche Suspen-sion

Tabelle 14: Biosynthetische Wunddeckung	
Kombiniert (dermal/epidermal) azellulär mit kultivierten Zellen	Deepithelisierte Dermis (Dermagraft™) Integra™ Kollagen-GAG-HF-HK Allogen Dermis-HF-HK Biobrane™
HK = humane Keratinozyten HF = humane Fibroblasten	

- Antibiotika,
- Antikoagulanzien,
- Rheologika,
- Lipidsenker,
- Antihypertensiva,
- Adjuvante Pharmatherapeutika,
- Analgetika.

6 Tertiär- und Primärprävention

Tertiärprävention bezeichnet alle Maßnahmen, die nach erfolgreichem Abschluß der Wundbehandlung zur Vermeidung eines Rezidivs geboten sind. Sie entsprechen im wesentlichen der Primärprävention, die als Ziel die Feststellung und mögliche Ausschaltung der Risikofaktoren für die Entstehung der Krankheit, im Fall der sekundär heilenden Wunde der Grunderkrankung, hat (WHO-Definition).

6.1 Risikofaktoren

Lokal	Systemisch
Keine Anwendung der Kompressionstherapie Unregelmäßige Anwendung der Kompressionstherapie Steifes Sprunggelenk Falsches Schuhwerk Primäre Varikose Zustand nach Beinvenenthrombose	Bewegungsmangel Rauchen Falsche Ernährung Überernährung Genetische Disposition

6.2 Vereinbarte Quartals- und Jahresziele für ärztliche Diagnostik und Patienten-Selbstkontrolle

Die Quartals- und Jahresziele werden individuell mit jedem Patienten vereinbart. Sie richten sich nach Ist-Werten, prognostischer Indikation, allgemeinem metabolischem und körperlichem Zustand sowie Alter.

Vereinbarte Quartalsziele

Regelmäßige Anwendung von		
Kompressionsstrumpf	Ja ☐	Nein ☐
Kurzzugbinde	Ja ☐	Nein ☐
Intermittierende Kompression	Ja ☐	Nein ☐
Regelmäßiges Gefäßtraining durch kontrollierte Bewegungsübungen	Ja ☐	Nein ☐
Raucher	Ja ☐	Nein ☐

Parameter	Gut	Grenzwert	Ist-Wert	Persönlicher Zielwert
Körpergewichtsindex männlich kg/m^2 weiblich kg/m^2	20–25 19–24	≤27 ≤26		
Blutdruck mmHg	120/80	140/90		
Gesamtcholesterin mg/dl	<200	<250		
HDL-Cholesterin mg/dl	>40	≥35		
Nüchtern-Triglyzeride mg/dl	<150	<200		
Nüchtern-Glukose mg/dl	80–110	≤140		

Vereinbarte Jahresziele

Regelmäßige Anwendung von
    Kompressionsstrumpf
    Kurzzugbinde
    Intermittierende Kompression
	Ja ☐
	Ja ☐
	Ja ☐
		Nein ☐
		Nein ☐
		Nein ☐

Regelmäßiges Gefäßtraining	Ja ☐	Nein ☐
Raucher	Ja ☐	Nein ☐

Parameter	Gut	Grenzwert	Ist-Wert	Persönlicher Zielwert
Arterieller Index: Ausschluß einer peripheren arteriellen Verschlußkrankheit	≥1	0,8–<1		
Körpergewichtsindex männlich kg/m^2 weiblich kg/m^2	20–25 19–24	≤27 ≤26		
Blutdruck mmHg	120/80	135/85		
Gesamtcholesterin mg/dl	<200	<250		
HDL-Cholesterin mg/dl	>40	≥35		
Nüchtern-Triglyzeride mg/dl	<150	<200		
Nüchtern-Glukose mg/dl	80–110	≤140		

7 Dokumentation

7.1 Diagnostik- und Indikationsdokumentation

Name: .... Vorname: .... Geb.-Datum: ....

Therapiebeginn: ....

Ulkuslokalisation

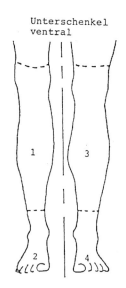
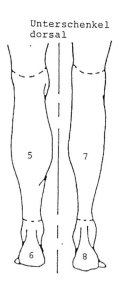

Ulkusklassifikation

Grad	Ulkustiefe	Infektion		
		a	b	c
I	Epidermis, Dermis			
II	Subkutis			
III	Faszien, Muskeln			
IV	Sehnen, Knochen, Gelenke			

a keine Infektion
b lokale Infektion
c systemische Infektion

Ulkusgröße
Angabe der beiden größten senkrecht aufeinander stehenden Durchmesser in … cm

Ulkusalter

unter 8 Wochen ☐   mehr als 8 Wochen ☐

Rezidivulkus ☐   1. Ulkus   Jahr:

Leistung	Delegationsfähigkeit			Datum	Ergebnis	Abrech-nung
	DGR	DEF	DGN			
Dopplersonographie Arterieller Index	×					
Dopplersonographie Veneninsuffizienz:						
oberflächlich			×			
tief			×			
oberflächlich und tief			×			
I. v.-Blutentnahme	×					
Abstrich aus der Tiefe der Wunde und den Wundrändern	×					
Pflegekompetenzen des Patienten und/ oder Angehörigen feststellen	×					

DGR = grundsätzlich delegationsfähig an Krankenpflegekräfte
DEF = im Einzelfall delegationsfähig an Krankenpflegekräfte
DGN = grundsätzlich nicht delegationsfähig an Krankenpflegekräfte

Prognostische Indikation:

. . . .

. . . .

7.2 Therapie-Dokumentation

Leistung	Delegationsfähigkeit			Datum	Ergebnis	Abrech-nung
	DGR	DEF	DGN			
Wundspülung:						
Leitungswasser	×					
Kochsalzlösung	×					
Ringerlösung	×					
Mechanische Nekro-senabtragung:						
epidermal/dermal	×					
subkutan			×			
Verbandswechsel:						
aseptische Wunde	×					
septische Wunde		×				
Phlebologischer Verband	×					
Tape-Verband	×					
Intermittierende Kom-pressionstherapie	×					
Gezielte Bewegungs-übungen	×					
Schriftlicher Ernäh-rungsplan individuell für den einzelnen Pa-tienten aufgestellt	×					
Pflegekompetenzen des Patienten und/oder Angehörigen entwickeln	×					

8 Nachschlagewerke

Zum Beispiel:
Marshall, Markward. Praktische Phlebologie. Berlin 1987
Coget, J. M. et Wallois, P. L'ulcère de jambe. Editions Masson, Paris 1995
Westerhof, Wiete (Ed.). Leg Ulcers: Diagnosis and Treatment. Amsterdam, London,
New York, Tokyo 1993

9 Verzeichnis der Übersichten

Anhang

A Dopplersonographischer Knöchel-Arm-Druck-Index

Arm-Druck (mmHg) \ Knöchel-Druck (mmHg)	40	50	60	70	80	90	100	110	120	130	140	150	160	170	180	190	200	210	220	230
230	.17	.22	.26	.30	.35	.39	.43	.48	.52	.57	.61	.65	.70	.74	.78	.83	.87	.91	.96	1.00
225	.18	.22	.27	.31	.36	.40	.44	.49	.52	.58	.62	.67	.71	.76	.80	.84	.89	.93	.98	1.02
220	.18	.23	.27	.32	.36	.41	.45	.50	.55	.59	.64	.68	.73	.77	.82	.86	.90	.95	1.00	1.05
215	.19	.23	.28	.33	.37	.42	.47	.51	.56	.60	.65	.70	.74	.79	.84	.88	.93	.98	1.02	1.07
210	.19	.24	.29	.33	.38	.43	.48	.52	.57	.62	.67	.71	.76	.81	.86	.90	.95	1.00	1.04	1.10
205	.20	.24	.29	.34	.39	.44	.49	.54	.59	.63	.68	.73	.78	.83	.88	.93	.97	1.02	1.07	1.12
200	.20	.25	.30	.35	.40	.45	.50	.55	.60	.65	.70	.75	.80	.85	.90	.95	1.00	1.05	1.10	1.15
195	.21	.26	.31	.36	.41	.46	.51	.56	.62	.67	.72	.77	.82	.87	.92	.97	1.02	1.08	1.13	1.18
190	.21	.26	.32	.37	.42	.47	.53	.58	.63	.68	.74	.79	.84	.89	.95	1.00	1.05	1.12	1.16	1.21
185	.22	.27	.32	.38	.43	.49	.54	.59	.65	.70	.76	.81	.86	.92	.97	1.03	1.08	1.14	1.19	1.24
180	.22	.28	.33	.39	.44	.50	.56	.61	.67	.72	.78	.83	.89	.94	1.00	1.06	1.10	1.17	1.22	1.28
175	.23	.29	.34	.40	.46	.51	.57	.63	.69	.74	.80	.86	.91	.97	1.03	1.09	1.14	1.20	1.26	1.31
170	.24	.29	.35	.41	.47	.53	.59	.65	.71	.76	.82	.88	.94	1.00	1.06	1.12	1.18	1.24	1.29	1.35
165	.24	.30	.36	.42	.48	.55	.61	.67	.73	.79	.85	.91	.97	1.03	1.09	1.15	1.21	1.27	1.33	1.39
160	.25	.31	.38	.44	.50	.56	.63	.69	.75	.81	.88	.94	1.00	1.06	1.13	1.19	1.25	1.31	1.38	1.44
155	.26	.32	.39	.45	.52	.58	.65	.71	.77	.84	.90	.97	1.03	1.10	1.16	1.23	1.29	1.35	1.42	1.48
150	.27	.33	.40	.47	.53	.60	.67	.73	.80	.87	.93	1.00	1.07	1.13	1.20	1.27	1.33	1.40	1.46	1.53
145	.28	.34	.41	.48	.55	.62	.69	.76	.83	.90	.97	1.03	1.10	1.17	1.24	1.31	1.38	1.45	1.52	1.59
140	.29	.36	.43	.50	.57	.64	.71	.79	.86	.93	1.00	1.07	1.14	1.21	1.29	1.36	1.43	1.50	1.57	1.64
135	.30	.37	.44	.52	.59	.67	.74	.81	.89	.96	1.04	1.11	1.19	1.26	1.33	1.41	1.48	1.56	1.63	1.70
130	.31	.38	.46	.54	.62	.69	.75	.85	.92	1.00	1.08	1.15	1.23	1.31	1.38	1.46	1.54	1.62	1.69	1.77
125	.32	.40	.48	.56	.64	.72	.80	.88	.96	1.04	1.12	1.20	1.28	1.36	1.44	1.52	1.60	1.68	1.76	1.84
120	.33	.42	.50	.58	.67	.75	.83	.92	1.00	1.08	1.17	1.25	1.33	1.42	1.50	1.58	1.66	1.75	1.83	1.92
115	.35	.43	.52	.61	.70	.78	.87	.96	1.04	1.13	1.22	1.30	1.39	1.48	1.57	1.65	1.74	1.83	1.91	2.00
110	.36	.45	.55	.64	.73	.82	.91	1.00	1.09	1.18	1.27	1.36	1.45	1.55	1.64	1.73	1.82	1.91	2.00	2.09
105	.38	.48	.57	.67	.76	.86	.95	1.05	1.14	1.24	1.33	1.43	1.52	1.62	1.71	1.81	1.90	2.00	2.09	2.19
100	.40	.50	.60	.70	.80	.90	1.00	1.10	1.20	1.30	1.40	1.50	1.60	1.70	1.80	1.90	2.00	2.10	2.20	2.30
95	.42	.53	.63	.74	.84	.95	1.05	1.16	1.26	1.37	1.47	1.58	1.68	1.79	1.89	2.00	2.11	2.21	2.32	2.42
90	.44	.56	.67	.78	.89	1.00	1.11	1.22	1.33	1.44	1.57	1.67	1.78	1.89	2.00	2.11	2.22	2.33	2.44	2.55

KADI < 0.5 — Überweisung zum Gefäßspezialisten (keine Kompressionstherapie)

KADI < 0.8–0.5 — Claudicatio intermittens weist auf periphere arterielle Verschlußkrankheit – pAVK – hin (Kompressionstherapie bis zur vom Patienten tolerierten Druckstärke angezeigt)

KADI < 1–0.8 — Leichte periphere arterielle Verschlußkrankheit (Kompressionstherapie bis 40 mmHg angezeigt)

KADI ≥ 1.00* — Normalwert (Kompressionstherapie angezeigt)

Cave: Falsch hohe systolische Druckwerte bei Diabetes/Mönckeberg-Sklerose. (Die Manschette kann verkalkte distale Gefäße nicht komprimieren.) In diesem Fall den Druck einer Zehenarterie messen.
Ref.: 2. Europäisches Consensus-Dokument über intensivmedizinische Bein-Ischämie

$$KADI = \frac{\text{Systolischer Knöchelarteriendruck}}{\text{Systolischer Armarteriendruck}}$$

Merke: Der diastolische Druck kann mit dem Doppler nicht gemessen werden.

Empfohlene Sondenfrequenz:

8 MHz für durchschnittliche Knöchel

4 MHz für adipöse/ödematöse Knöchel

B Dopplersonographie der tiefen Beinvenen

Gefäß	Test, Position des Patienten	Befund	Rechts	Links
V. femoralis (Leistenbeuge)	Spontaner Schall Liegender Patient	Atemabhängig – Normalbefund Nicht atemabhängig – pathologisch	☐ ☐	☐ ☐
V. femoralis (Leistenbeuge)	Valsalvapreßversuch Liegender Patient	Kein Schall – Normalbefund Rückflußgeräusch – pathologisch	☐ ☐	☐ ☐
V. femoralis (Leistenbeuge)	Manuelle Bauchkompression Liegender Patient	Kein Schall – Normalbefund Rückflußgeräusch – pathologisch	☐ ☐	☐ ☐
V. tib. post. (Innenknöchel)	Manuelle Fußkompression Liegender Patient	Erschöpfbarer Schall – Normalbefund Kein Schall, Pendelschall – pathologisch	☐ ☐	☐ ☐
V. tib. post. (Innenknöchel)	Manuelle Wadenkompression Liegender Patient	Kein Schall – Normalbefund Rückflußgeräusch – pathologisch	☐ ☐	☐ ☐
V. tib. post. (Innenknöchel)	Wadendekompression Liegender Patient	Schall – Normalbefund Kein Schall – pathologisch	☐ ☐	☐ ☐
V. popl. (Kniekehle)	Spontaner Schall Stehender Patient	Nicht vorhanden – Normalbefund Nicht atemabhängig – pathologisch	☐ ☐	☐ ☐
V. popl. (Kniekehle)	Wadenkompression, Oberschenkeldekompression Stehender Patient	Schall – Normalbefund Kein Schall – pathologisch	☐ ☐	☐ ☐
V. popl. (Kniekehle)	Wadendekompression, Oberschenkelkompression Stehender Patient	Kein Schall – Normalbefund Rückflußgeräusch – pathologisch	☐ ☐	☐ ☐

C Dopplersonographie der oberflächlichen und Perforans-Venen

Gefäß	Test, Position des Patienten	Befund	Rechts	Links
V. saph. m.-Crosse (Leistenbeuge)	Valsalvapreßversuch	Fehlen des Schalls – Normalbefund	☐	☐
	Liegender/stehender Patient	Rückflußgeräusch – pathologisch	☐	☐
V. saph. m.-Verlauf, V. saph. p.-Crosse (Kniekehle) und Verlauf, Perforansvene (blow out)	Spontaner Schall	Nicht vorhanden – Normalbefund	☐	☐
		Vorhanden – pathologisch	☐	☐
V. saph. m.-Verlauf, V. saph. p.-Crosse (Kniekehle) und Verlauf, Perforansvene (blow out)	Proximale Kompression, Distale Dekompression Stehender Patient	Fehlen des Schalls – Normalbefund	☐	☐
		Rückflußgeräusch – pathologisch	☐	☐
V. saph. m.-Verlauf, V. saph. p.-Crosse (Kniekehle) und Verlauf, Perforansvene (blow out)	Proximale Dekompression, Distale Kompression Stehender Patient	Schall – Normalbefund	☐	☐
		Kein Schall – pathologisch	☐	☐

D Arterieller Status

Gefäß	Test	Rechts	Links
A. tibialis	Puls – Palpation		
A. dorsalis	Puls – Palpation		
A. tibialis posterior	Doppler: Systolischer Druck		
A. dorsalis pedis	Doppler: Systolischer Druck		
A. radialis/brachialis	Doppler: Systolischer Druck		
Arterieller Index =	Durchschnittlicher systolischer Druck untere Extremität		
	Durchschnittlicher systolischer Druck obere Extremität		

E Patientenselbsteinschätzung der Lebensqualität (NHP-Test)

Wie würden Sie Ihren derzeitigen Gesundheitszustand beschreiben?

sehr gut ☐   gut ☐   mittelmäßig ☐   schlecht ☐   sehr schlecht ☐

Im folgenden finden Sie eine Liste von Problemen, die man im Alltagsleben haben kann.

Bitte gehen Sie die Liste sorgfältig durch und kreuzen Sie bei jeder Aussage an, ob diese zur Zeit für Sie zutrifft (ja) oder nicht zutrifft (nein).

Bitte beantworten Sie jede Frage.

Wenn Sie nicht sicher sind, ob Sie mit ja oder nein antworten sollen, kreuzen Sie die Antwort an, die am ehesten zutrifft.

	ja	nein
Ich bin andauernd müde.	☐	☐
Ich habe nachts Schmerzen.	☐	☐
Ich fühle mich niedergeschlagen.	☐	☐
Ich habe unerträgliche Schmerzen.	☐	☐
Ich nehme Tabletten, um schlafen zu können.	☐	☐
Ich habe vergessen, wie es ist, Freude zu empfinden.	☐	☐
Ich fühle mich gereizt.	☐	☐
Ich finde es schmerzhaft, meine Körperposition zu verändern.	☐	☐
Ich fühle mich einsam.	☐	☐
Ich kann mich nur innerhalb des Hauses bewegen.	☐	☐
Es fällt mir schwer, mich zu bücken.	☐	☐
Alles strengt mich an.	☐	☐
Ich wache in den frühen Morgenstunden vorzeitig auf.	☐	☐
Ich kann überhaupt nicht gehen.	☐	☐
Es fällt mir schwer, zu anderen Menschen Kontakt aufzunehmen.	☐	☐
Die Tage ziehen sich hin.	☐	☐
Ich habe Schwierigkeiten, Treppen oder Stufen hinauf- und hinunterzugehen.	☐	☐
Es fällt mir schwer, mich zu strecken und nach Gegenständen zu greifen.	☐	☐
Ich habe Schmerzen beim Gehen.	☐	☐
Mir reißt in letzter Zeit oft der Geduldsfaden.	☐	☐
Ich fühle, daß ich niemandem nahestehe.	☐	☐
Ich liege nachts die meiste Zeit wach.	☐	☐
Ich habe das Gefühl, die Kontrolle zu verlieren.	☐	☐
Ich habe Schmerzen, wenn ich stehe.	☐	☐
Es fällt mir schwer, mich selbst anzuziehen.	☐	☐
Meine Energie läßt schnell nach.	☐	☐

Es fällt mir schwer, lange zu stehen
(z. B. am Spülbecken, an der Bushaltestelle). ☐ ☐
Ich habe ständig Schmerzen. ☐ ☐
Ich brauche lange zum Einschlafen. ☐ ☐
Ich habe das Gefühl, für andere Menschen eine Last zu sein. ☐ ☐
Sorgen halten mich nachts wach. ☐ ☐
Ich fühle, daß das Leben nicht lebenswert ist. ☐ ☐
Ich schlafe nachts schlecht. ☐ ☐
Es fällt mir schwer, mit anderen Menschen auszukommen. ☐ ☐
Ich brauche Hilfe, wenn ich mich außer Haus bewegen will
(z. B. einen Stock oder jemanden, der mich stützt). ☐ ☐
Ich habe Schmerzen, wenn ich Treppen/Stufen hinauf-
oder hinabgehe. ☐ ☐
Ich wache deprimiert auf. ☐ ☐
Ich habe Schmerzen, wenn ich sitze. ☐ ☐

Bitte ausfüllen bzw. ankreuzen.

Meine Erkrankung:

Offenes Bein ☐
Diabetisches Fußgeschwür ☐
Wundliegen ☐
Harninkontinenz ☐
Stuhlinkontinenz ☐

Meine Initialen: ☐☐ ☐   Datum: . . . .

Erarbeitet von:

P. Altmeyer; H. Baumann; H. D. Becker; J. Bock; G. Burg; S. Coerper, J. Daróczy; T. Dassen;
C. Ebel-Bitoun; P. Elsner; M. Flour; X. Fu; S. Ge; J. Hafner; K. Jäger; S. Kanowski;
G. Köveker; T. Krieg; L. Kühnel; D. Lanzius; B. Leipski; U. K. Maganti; S. Meaume;
H. P. Meißner; M. Miehe; D. Müller; P. Müller; H. A. M. Neumann; R. Niedner; H. Partsch;
E. Rabe; U. Repschläger; G. Rudofsky; H.-D. Saeger; W. Seifart; G. B. Stark; W. Sterry;
E. Tanczos; L. Téot; K.-G. Werner; K. Wolff; U. Wollina; J. Zak; U. E. Ziegler

Die Consensus- und Evidenz-basierten Handlungsleitlinien wurden in dem Consensus Meeting Handlungsleitlinien Chronische Wunden und Verbrennungen des 2nd European Tissue Repair Society Symposiums am 21. August 1997 im Universitätsklinikum Freiburg im Breisgau diskutiert und auf dem 7th Annual Meeting der European Tissue Repair Society am 26. August 1997 im Universitätsklinikum Köln präsentiert.
Die Handlungsleitlinien sind Empfehlungen für ärztliches Handeln in charakteristischen Situationen. Sie schildern ausschließlich ärztlich-wissenschaftliche und keine wirtschaftlichen Aspekte. Die Handlungsleitlinien sind für Ärzte unverbindlich und haben weder haftungsbegründende noch haftungsbefreiende Wirkung.

WUNDRATGEBER

OFFENES BEIN VERMEIDEN

HFI e.V.

OFFENES BEIN – KRANKE VENEN ODER ARTERIEN?

Lage	Unterschenkel	Knöchel oder Fuß
Größe und Rand	groß, flach, verschwimmender Rand	schmal, tief, kantiger Rand
Absonderung	ja	nein
Gewebewasseransammlung – Ödem –	ja	nein
Fußpuls	normal	abwesend, schwach
Kalte Haut	nein	ja
Schmerzen	nein	nachts, bei Hochlagerung
	kranke Venen	kranke Arterien

BLUTKREISLAUF

• Blut

Das flüssige Organ Blut – bei einem 70 kg schweren Menschen etwa 6 Liter – hat ungeformte (Plasma) und geformte (Zellen) Bestandteile. Es hat Abwehraufgaben, es schützt seine eigene Funktionsfähigkeit z. B. durch die Gerinnungsfähigkeit, und es hat Transportaufgaben. Sauerstoff wird zu den Körperzellen gebracht und Kohlendioxid abgeholt.

Venendruck im Stehen:

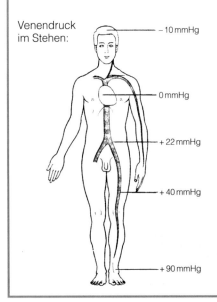

– 10 mmHg

0 mmHg

+ 22 mmHg

+ 40 mmHg

+ 90 mmHg

• Herzpumpe

Durch das Zusammenziehen der Herzkammern (Systole) und anschließendes Erschlaffen (Diastole) wird der Blutkreislauf ermöglicht. Ca. 5 Liter sauerstofffreiches Blut werden bei 72 Herzschlägen pro Minute in die Blutgefäße des Körpers (Arterien) gepumpt.

• Wadenmuskelpumpe

Bei der Bewegung unserer Beine sorgt die Wadenmuskelpumpe durch Zusammenziehen und Erschlaffen für den Rücktransport von täglich 4 500 Litern verbrauchten Bluts durch die dafür vorgesehenen Blutgefäße, die Venen.

Durch Ablagerungen verengte Arterien oder durch fehlende Bewegung und Bindegewebsschwäche erkrankte Venen können zum offenen Bein führen. In beiden Fällen sterben die Zellen aus Sauerstoffmangel ab, und es entstehen Geschwüre.

FEUCHTE WUNDHEILUNG

Die Problemwunde offenes Bein heilt am besten, wenn sie nach dem Vorbild der Natur wie unter einer Hautblase feucht gehalten wird. Interaktive Wundverbände übernehmen diese Funktion der Hautblase. Sie verschließen das offene Bein mit etwa 2 cm Auflage auf der gesunden Haut und haben ohne zusätzliche Präparate wichtige Vorzüge:
* Abbau des abgestorbenen Gewebes und Aufnahme der Absonderungen der Wunde,
* Durchlässigkeit für überschüssige Feuchtigkeit,
* Wärme-Isolierung gegenüber der Umwelt,
* Undurchlässigkeit für Krankheitserreger wie Keime und Bakterien,
* keine Abgabe von Fasern oder anderen Fremdstoffen durch den Verband,
* schmerzloser Verbandwechsel ohne Verletzung der gesunden Haut.

ZIELE DER FEUCHTEN WUNDHEILUNG

* Reinigung der Wunde und Abbau zerstörten Gewebes,
* Ersatz des verlorengegangenen Gewebes,
* Ausbildung der Oberhaut (Epidermis) zum Schutz vor Umwelteinflüssen,
* Wiederherstellung der Hautfunktion.

Bindegewebszellen (Fibroblasten) und Keratinozyten als Zellen der Haut und eingewanderte Entzündungszellen übernehmen diese Funktionen und
* wandern innerhalb von Stunden in die Wunde ein (Migration),
* produzieren innerhalb von Stunden Moleküle (Synthese von Proteasen), die das zerstörte Gewebe abbauen (Debridement),
* vermehren sich innerhalb von Tagen nach Einwanderung in der Wunde (Proliferation),
* wandern in das Wundbett ein (Gefäßzellen, Endothelzellen) und bilden neue Gefäße (Angiogenese),
* produzieren innerhalb von Tagen Ersatzgewebe (Strukturproteine wie die Kollagene),
* organisieren und verbinden innerhalb von Wochen und Monaten das neue Gewebe mit dem intakten Gewebe im Wundrand (Remodellierung).

MEIN BEHANDLUNGSZIEL-PROGRAMM

Wichtige Ziele erreiche ich nur, wenn ich den festen Willen dazu habe, Schritt für Schritt zielgerichtet gehe und Ausdauer und Geduld aufbringe.

1. Schritt:
Mein behandelnder Arzt hat nach einer gründlichen Untersuchung die Ursachen, die zu meinem offenen Bein führten, mit mir besprochen. Häufigste Ursachen sind schwache Venen, Ablagerungen in den Arterien oder auch Diabetes.

2. Schritt:
Das offene Bein wird mit einem Wundverband abgedeckt, der das offene Bein feucht hält. Schwache Venen benötigen Kurzzugbinde oder Kompressionsstrumpf. Laufen ist zur Anregung der Wadenmuskelpumpe sehr sichtig, Sitzen sollte nur mit hochgelagertem Bein erfolgen.

3. Schritt:
Der Verband löst das tote Gewebe auf und nimmt die Wundabsonderungen auf. Bei starken Absonderungen wird der Verband in den ersten fünf Tagen täglich gewechselt, danach etwa alle drei Tage.

4. Schritt:
Mit der Bildung neuer Gewebezellen schließt sich das offene Bein. Der Verbandwechsel kann nun nach Absprache mit dem Hausarzt nur einmal wöchentlich erfolgen. Es kann von dem aufsaugenden zu einem durchsichtigen Verband gewechselt werden. Bei nicht allzu großem offenen Bein sollte nach spätestens drei Monaten das offene Bein geheilt sein.

5. Schritt:
Meine wichtigste Aufgabe als Patient ist es zu verhindern, daß sich erneut ein offenes Bein bildet. Das geschieht bei schwachen Venen durch das regelmäßige Tragen einer Kurzzugbinde, von Kompressionsstrümpfen oder die tägliche Anwendung einer Druckluftmanschette. Sprechen Sie bei anderen Grunderkrankungen mit Ihrem Arzt über eine konkrete Vorbeugung.

ESSEN UND TRINKEN

Das Zellwachstum und die Aufrechterhaltung der Körperfunktionen werden durch Essen und Trinken ermöglicht. Essen und Trinken stehen in enger Wechselbeziehung auch mit dem geistigen und emotionalen Zustand. Krankheit kann Ursache der Hemmung, Übersteigerung oder Fehlsteuerung des Ernährungsverhaltens sein.
Eine ausgewogene, gesunde Nahrung besteht aus:
15 % Eiweiß,
25 % Fett,
55 % Kohlenhydraten.
Gleichzeitig müssen Mineralstoffe und Spurenelemente in der täglichen Nahrung enthalten sein.
Als Trinkmenge werden bis zu drei Liter täglich empfohlen.
Bei einer notwendigen künstlichen Ernährung unterscheidet man
– enterale Ernährung
  Ernährung durch Nasensonde oder Magensonde (PEG)
– parenterale Ernährung
  Ernährung unter Umgehung des Magen-Darm-Kanals durch intravenöse Infusionslösungen.

In Zusammenarbeit mit B. Braun Melsungen A. G.

Wundheilungstelefon
02 11-59 21 27
HFI e. V.
Postfach 2 45   Postfach 11 13 22
10123 Berlin   40513 Düsseldorf
E-mail: hfi@compliance.d.shuttle.de
www.d.shuttle.de/compliance

Handlungsleitlinie für die ambulante Behandlung des diabetischen neuropathischen und neuropathisch-angiopathisch gemischten Fußulkus

Inhalt

1 Therapieziel

Therapieziel ist die optimale Patientenzufriedenheit unter den Bedingungen
wirtschaftlichen Handelns. Dieses Ziel wird erreicht durch die anatomische
und funktionelle Wiederherstellung der nach Alter, Geschlecht und allgemeinem Gesundheitszustand zu erwartenden körperlichen Regelhaftigkeit, und damit des langfristigen Verschlusses des diabetischen neuropathischen und neuropathisch-angiopathisch gemischten Fußgeschwürs – ICD 10 E 10.5-14.5 –.
Die Vermeidung einer Amputation ist handlungsleitend.
Wesentlicher Bestandteil zur Erreichung des Therapieziels ist die kommunikative Anleitung des Patienten zur Selbststeuerung seines geistigen und emotionalen Zustands. Grundlage ist ein mit dem Patienten abzustimmender Behandlungsplan, der auch das in Teilziele gegliederte Therapieziel definiert. Der
Behandlungsplan enthält die durch den Arzt und die nichtärztlichen Mitarbeiter
notwendigen Behandlungsleistungen mit der jeweils zugeordneten notwendigen Mitwirkung des Patienten.

2 Diagnostik

Tabelle 1: Diagnostik		
Ärztliches Gespräch: Einschätzung der Schwere der Krankheit durch den Patienten		
Vorerkrankungen, Familie, persönlich		
Alter des Ulkus	unter 8 Wochen ☐ Rezidivulkus ☐ mehr als 8 Wochen ☐ 1. Ulkus Jahr: ...	
Bisherige Behandlung		
Bisherige Diagnostik		
Ulkusklassifikation Inspektion Palpation Sondierung	Grad I epidermal, dermal ☐ Grad II subkutan ☐ Grad III subkutan mit Faszien und Muskeln ☐ Grad IV subkutan mit Sehnen, Knochen, Gelenken ☐	
Ulkusgröße	Größte senkrecht aufeinander stehende ∅ in cm	
Ulkus-Lokalisation	Zehen ☐ Vorderfuß ☐ Ferse ☐	
Blutdruck	mmHg	
Dopplersonographie Arterieller Index	Normalwert ≥ 1 ☐ neuropathisch-angio- pathisch gemischt < 1–0,8 ☐ angiopathisch < 0,8 ☐	
Neurologischer Status	Sensibilität	
	Berührungsempfinden	
	Schmerzempfinden	
	Kalt-Warm-Empfinden	
	Reflexe	
C-Reaktives Protein Blutbild		
Wundabstrich		
Urinstatus Kreatinin Mikroalbumin		
Pedographie	Druckwerte am Fuß zur orthopädischen Schuhversorgung	
Blutzucker nüchtern	mg/dl	
Blutzucker postprandial	mg/dl	

Tabelle 1: Fortsetzung

HbA$_1$	%
HbA$_{1c}$	%
Gesamtcholesterin	mg/dl
HDL-Cholesterin	mg/dl
Nüchtern-Triglyzeride	mg/dl
Harnsäure	mg/dl

Tabelle 2: Erweiterte Diagnostik

Farbkodierte Duplexsonographie		Verdacht auf Makroangiopathie Darstellung arterieller Stenosen
Transkutaner Sauerstoffpartialdruck	mmHg	Ulkusgrund, -rand
Akrale Oszillographie		
Angiographie		Verdacht auf Makroangiopathie und beabsichtigte Rekanalisation Darstellung arterieller Stenosen
Konventionelles Röntgen		Osteomyelitis, Mönckeberg-Sklerose
Magnetresonanztomographie		Ausdehnung von Weichteilnekrosen Osteomyelitis
Elektromyo- und -neuropathie		Nachweis der Polyneuropathie und Abschätzung des Schweregrades

Die Diagnose eines diabetischen Fußulkus ist nach typischer Anamnese, Lokalisation, Untersuchungsbefund und Labordiagnostik naheliegend. In *60–80 %* der Fälle handelt es sich um ein *„neuropathisches"* Fußulkus, in ca. *20 %* liegt dem Ulkus eine *Makroangiopathie* zugrunde, in ca. *20 %* liegt eine *Kombination* von beidem vor.

Der Pathomechanismus des neuropathischen Fußulkus ist ganz überwiegend in einer verminderten *Temperatur-, Berührungs-* und *Schmerzempfindung* mit konsekutiv erhöhter *Verletzungsgefahr* der betroffenen Körperareale begründet. Charakteristisch sind insbesondere im Bereich der unteren Extremitäten *strumpfförmig* beeinträchtigte Sensibilität, herabgesetztes Temperatur- und Vibrationsempfinden in der Frühphase, später auch Verlust von Berührungs- und Schmerzempfinden neben einer Schwächung der *Muskeleigenreflexe*. Das verletzte Körperteil wird wegen der herabgesetzten Schmerzempfindung nicht geschont, oft wird die Wunde bei *ungünstiger Lokalisation* (z. B. plantar), *mangelnder Beweglichkeit* des Patienten, *reduzierter Sehschärfe* und *fehlender*

Aufmerksamkeit und *Fußpflege* des Patienten erst in fortgeschrittenem Stadium, u. U. mit *Infektion* entdeckt.

Das *typisch neuropathische Fußulkus* ist an besonders *druckexponierten Stellen* lokalisiert: plantar im Bereich der Metatarsalköpfchen, im Bereich der Ferse, an der Innenseite des Großzehengrundgelenkes, an druckexponierten Zehenanteilen.

Im Falle einer alleinigen oder zusätzlich bestehenden Makroangiopathie sind meistens einzelne oder mehrere Zehenspitzen/Zehen bis hin zum gesamten Vorfuß/Fuß betroffen.

Arterieller Status

Die Diagnostik der diabetischen Makroangiopathie ist die der arteriellen Verschlußkrankheit.

Tabelle 3: Klassifikation der peripher-arteriellen Verschlußkrankheit nach Fontaine

Stadium	Klinik
I	Beschwerdefreiheit bei nachgewiesener Stenose oder fehlenden Pulsen
II	Belastungsschmerz = Claudicatio intermittens = Schaufensterkrankheit
IIa	Gehstrecke > 200 m
IIb	Gehstrecke < 200 m
III	Ischämischer Ruheschmerz
IV	Nekrose, Gangrän

Tabelle 4: Klinische Diagnostik der Neuropathie

was (welche Fasern)	warum	wie anamnestisch	klinisch
motorisch	Abklärung von Schwäche	Kraftminderung? Kürzere Gehstrecke? Schwäche beim Treppensteigen?	Atrophie der Beinmuskulatur? Verminderung von ASR bds.?
	Muskelschmerzen, -krämpfe	Beschwerden in Ruhe und im Liegen?	„Valleix"
sensibel Berührung	Abklärung von Taubheit oder Mißempfindungen	Kribbeln, Brennen, Ameisenlaufen in den Füßen/ Händen in Ruhe oder nachts?	Wattebausch, sockenförmige Hypästhesie
Stumpf-spitz-Diskrimination	Abklärung von Störungen der Oberflächendiskrimination	Empfindungsstörungen der Füße?	Neurotips-Teststäbchen
Druck	Abklärung der Druckempfindlichkeit	Druckstellen an den Füßen?	10 g Nylon-Monofilament (plantarer Vorfußbereich des 2. Metatarsalköpfchens)
Schmerz	Abklärung von Schmerzen und verminderter Schmerzempfindung	Ruheschmerz und/oder verminderte Schmerzempfindung?	Kanülen- oder Rädchentestung
Temperatur	Abklärung verminderter Temperaturempfindung	Gestörtes Temperaturempfinden?	Tip-Therm-Prüfstift
Tiefensensibilität	Abklärung von Gang- und Haltungsstörungen	Unsicherer Gang im Dunkeln?	C-64-Stimmgabel < 5–6/s über Großzehenspitze
vegetativ Vaso- und Sudomotoren	Infektionsgefährdung des diabetischen Fußulkus	geschwollene warme Füße	trockene, warme, geschwollene, gerötete Füße mit tastbarem Fußpuls

Geräteausstattung für die ambulante Behandlung:
- Blutzuckermeßgerät,
- Blutdruckmeßgerät,
- Stethoskop,
- Ultraschall-Doppler, bidirektional,
- Wundreinigungs-Set: Skalpell, Pinzette, Ringer-Lösung, Einmal-Handschuhe,
- Neuropathie-Set: Kalibrierte Stimmgabel 64 oder 128 Hz, Tip-Therm für Kalt-Warm-Empfinden, Tastzirkel, normiertes Nylonmonofilament (z. B. Thio-Feel), Reflexhammer,
- Labor-Set: Wundabstrichröhrchen/Kulturmedium, Vacutainer für Blutabnahmen, Blutkulturflaschen,
- Handdusche/Whirlpool.

Ulcus cruris

Abb. 1 bis 3
62jähriger Patient mit
Ulcus cruris venosum
am linken Bein innen,
49tägige Behandlung
mit hydrokolloiden
Wundverbänden in
Vertragsarztpraxis für
Allgemeinmedizin.

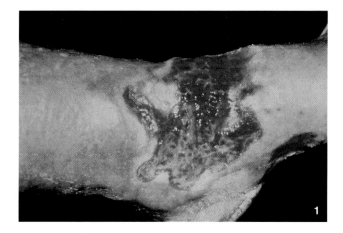

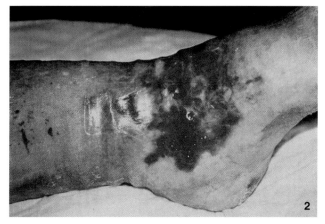

Bildnachweis:
Abb. 1–3 und 19–21
Coloplast GmbH,
Hamburg
Abb. 4–6 und 14–18
B. Braun Melsungen AG,
Melsungen
Abb. 7–13
Arztpraxis für Innere
Medizin
Dr. Lieselotte Kühnel,
Berlin

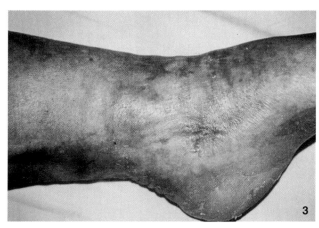

Ulcus cruris

Abb. 4 bis 6
74jähriger Patient mit venösem Ulkus am linken Fuß auf narbiger Haut (Kriegsverletzung), Ulkus seit 8 Jahren, bisherige Behandlung mit verschiedenen Salben erfolglos.
Es erfolgte eine 61tägige Behandlung mit hydroaktiven Wundauflagen (Askina® Transorbent®) in einer Vertragsarztpraxis für Hautkrankheiten.

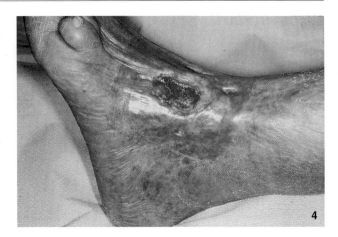

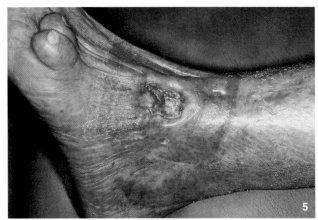

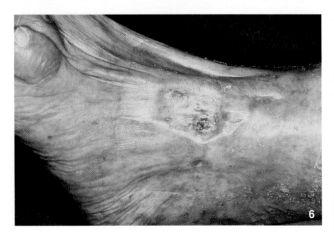

Diabetisches Fußulkus

Abb. 7 bis 9
61jähriger Patient mit Diabetes mellitus, 10 × 10 cm großem Ulkus mit schwarzer Nekrose am linken Hacken, 21 Tage nach Therapiebeginn Fibrinbeläge wiederholt nekrosektomiert, 84tägige Behandlung mit hydrokolloiden Wundverbänden in Vertragsarztpraxis für Innere Medizin.

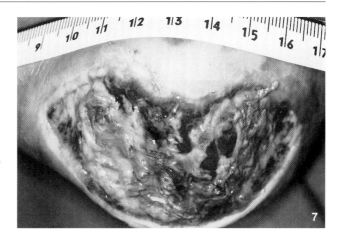

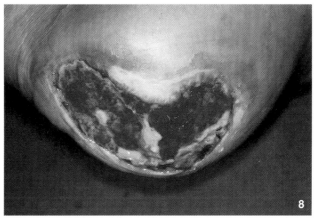

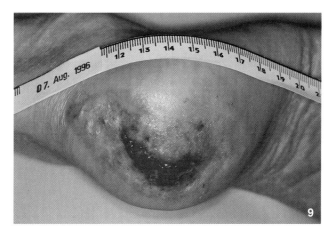

Diabetisches Fußulkus

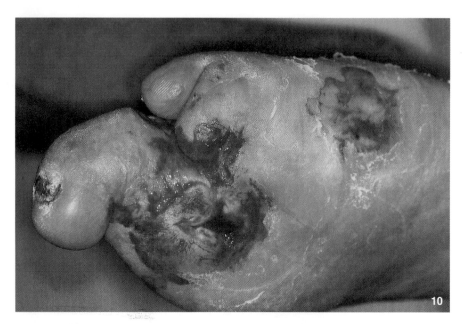

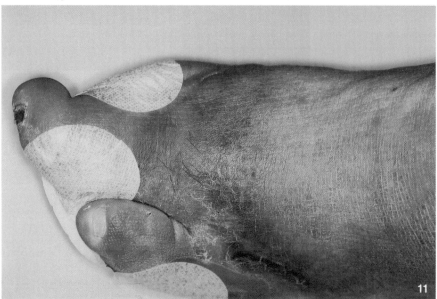

Abb. 10 bis 13

41jähriger Patient mit Diabetes mellitus, Mal perforans am linken Fuß, Teilamputation 1988 und 1993, 152tägige Behandlung mit hydrokolloiden Wundverbänden in Vertragsarztpraxis für Innere Medizin.

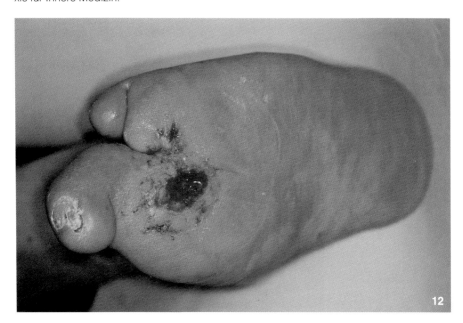

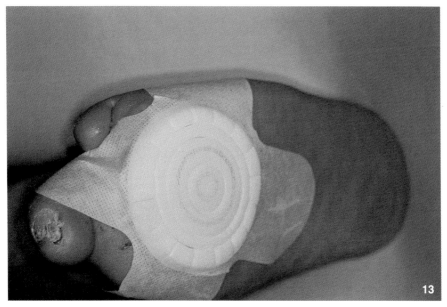

Dekubital-
ulkus

Abb. 14 bis 16
75jährige Patientin mit
Kachexie, Alzheimer-
scher Krankheit, aus-
geprägten Kontraktu-
ren und 20 × 16 cm
großem Dekubital-
geschwür im Sakral-
bereich.
122tägige Behand-
lung mit Druckentla-
stung, Nekrosenent-
fernung, Anlage einer
PEG und Calciumalgi-
nat-Wundverbänden
(Sorbsan®).

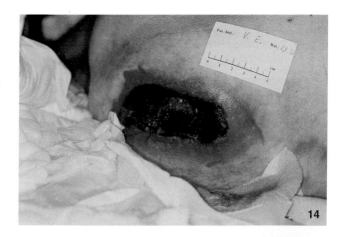

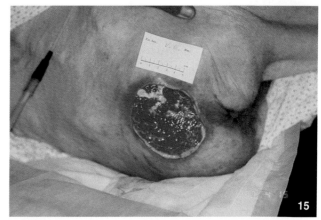

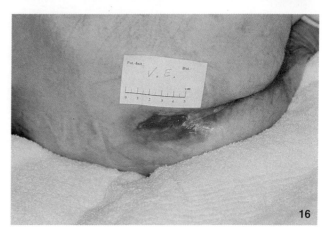

Abb. 17 bis 18

78jährige Pflegeheimpatientin mit Hemiparese (nach Apoplex), Adipositas, Herzinsuffizienz und Dekubitalgeschwür an der Ferse, 161tägige Behandlung mit hydrokolloiden Wundverbänden (Askina® Biofilm®) im Pflegeheim.

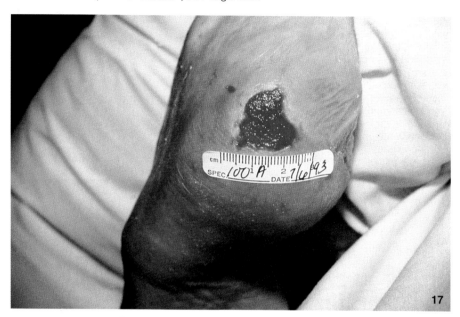

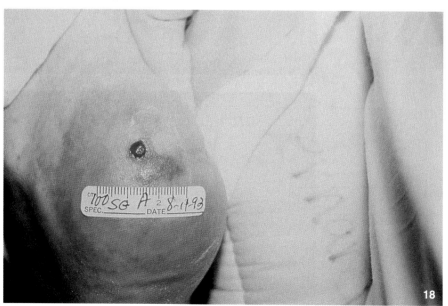

Verbrennungen

Abb. 19 bis 21
25jährige Patientin
hatte sich eine Schüssel mit heißem Wasser
(Inhalations-Dampfbad) über beide Oberschenkel geschüttet.
Nach Abtragung von
Brandblasen und
Behandlung mit hydrokolloiden Wundverbänden nach 10
Tagen gut epithelisierte Wunde.

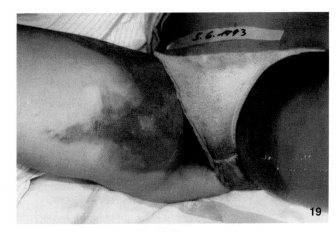

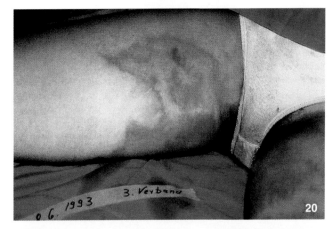

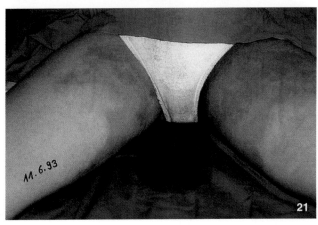

3 Symptomatische und prognostische Indikation

3.1 Symptomatische Indikation

Die symptomatische Indikation benennt den Grund zur Anwendung eines bestimmten therapeutischen Verfahrens in einem Krankheitsfall mit dem Ziel, einen optimalen Heilerfolg zu erreichen. Die symptomatische Indikation hat die exakte Diagnosestellung und die Kenntnis der ursächlichen Pathomechanismen zur Grundlage. Entsprechend des Schweregrades des diabetischen Ulkus sollte die Therapie erfolgen.

3.2 Prognostische Indikation

Die prognostische Indikation wägt Nutzen und Risiken, Aufwand und Erfolg des gewählten therapeutischen Verfahrens ab. Die individuelle Fallkonstellation wird durch die Patienten-Compliance, den körperlichen, geistigen und emotionalen Zustand, die soziale Einbindung in Familie, Bekanntenkreis und die Wohnverhältnisse sowie die Funktionsfähigkeit im Beruf und Alltag des Patienten bestimmt.

Es wird ein Behandlungsplan mit in Teilziele gegliedertem Therapieziel erstellt. Die notwendige Mitwirkung des Patienten wird den Teilzielen zugeordnet. Alternative Ziele des Behandlungsplans sind:
- Erhaltung/Wiederherstellung der Arbeitsfähigkeit,
- Vermeidung der Pflegebedürftigkeit,
- Verbesserung der Lebensqualität,
- Gewinnung von Überlebensjahren.

Die Patientenselbsteinschätzung der Lebensqualität soll in die Besprechung des Behandlungsplans mit dem Patienten einbezogen werden. Eine weitere Patientenselbsteinschätzung der Lebensqualität soll beim Abschluß der Wundbehandlung erfolgen und den Quartals- und Jahreszielen der Tertiärprävention als Grundlage dienen.

Fünf Faktoren beeinflussen die Mitarbeit des Patienten:
- Einschätzung der Schwere der Krankheit durch den Patienten,
- Beurteilung der Wirksamkeit der Behandlung durch den Patienten,
- Dauer der Behandlung und Krankheit,
- Komplexität der Therapie,
- Arzt-Patient-Beziehung.

Entscheidungsdiagramm: Diabetisches neuropathisches und neuropathisch-angiopathisch gemischtes Fußulkus

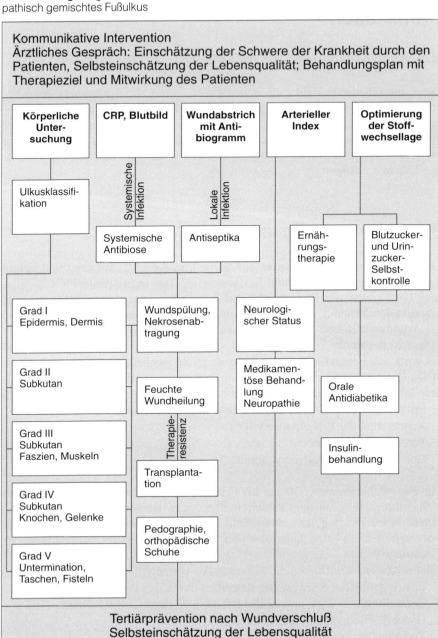

Kommunikative Intervention
Ärztliches Gespräch: Einschätzung der Schwere der Krankheit durch den
Patienten, Selbsteinschätzung der Lebensqualität; Behandlungsplan mit
Therapieziel und Mitwirkung des Patienten

| Körperliche Unter-suchung | CRP, Blutbild | Wundabstrich mit Anti-biogramm | Arterieller Index | Optimierung der Stoff-wechsellage |

Ulkusklassifi-kation

Systemische Infektion

Lokale Infektion

Systemische Antibiose

Antiseptika

Ernäh-rungs-therapie

Blutzucker- und Urin-zucker-Selbst-kontrolle

Grad I
Epidermis, Dermis

Wundspülung, Nekrosenab-tragung

Neurologi-scher Status

Grad II
Subkutan

Feuchte Wundheilung

Medikamen-töse Behand-lung Neuropathie

Orale Antidiabetika

Grad III
Subkutan
Faszien, Muskeln

Therapie-resistenz

Insulin-behandlung

Grad IV
Subkutan
Knochen, Gelenke

Transplanta-tion

Grad V
Untermination,
Taschen, Fisteln

Pedographie, orthopädische Schuhe

Tertiärprävention nach Wundverschluß
Selbsteinschätzung der Lebensqualität
Kommunikative Intervention

4 Ambulante und stationäre Behandlung

Die Zusammenarbeit von ambulanter Behandlung mit spezifischer Mindestfallzahl und stationärer Behandlung wird von medizinischen und wirtschaftlichen Erfordernissen bestimmt.

Tabelle 5: Ambulante und stationäre Diagnostik

Diagnostik	Ambulant mit spezifischer Mindestfallzahl	Stationär
Ulkus-Grad, -Größe, -Alter, Lokalisation	Patient ohne/mit Risikofaktoren	
CRP, Blutbild	Patient ohne/mit Risikofaktoren	
Wundabstrich	Patient ohne/mit Risikofaktoren	
Dopplersonographie Arterieller Index	Patient ohne/mit Risikofaktoren	
Stoffwechselstatus	Patient ohne/mit Risikofaktoren	
Ernährungsstatus	Patient ohne/mit Risikofaktoren	
Neurologischer Status	Patient ohne/mit Risikofaktoren	
Pedographie	Patient ohne/mit Risikofaktoren	
Erweiterte Diagnostik	Ambulant mit spezifischer Mindestfallzahl	Stationär
Duplexsonographie	Patient ohne/mit Risikofaktoren	
Transkutane Sauerstoffpartialdruckmessung	Patient ohne/mit Risikofaktoren	
Angiographie	Patient ohne Risikofaktoren	Patient mit Risikofaktoren
Konventionelles Röntgen	Patient ohne/mit Risikofaktoren	
Magnetresonanztomographie	Patient ohne/mit Risikofaktoren	
Elektromyo- und -neuropathie	Patient ohne/mit Risikofaktoren	

Als Risikofaktoren gelten massives Infektionsstadium oder Abszedierung, Gerinnungsstörungen, Nierenfunktionseinschränkung, schwere koronare Herzkrankheit, Herzinsuffizienz und schwere arterielle Hypertonie sowie schwere neurologische Erkrankungen.

Tabelle 6: Ambulante und stationäre Therapie

Therapie	Ambulant mit spezifischer Mindestfallzahl	Stationär
Wundreinigung Debridement feuchte Wundheilung Druckentlastung	Patient ohne/mit Risikofaktoren	
Transplantation	Patient ohne/mit Risikofaktoren	
Ernährungstherapie Medikamentöse Therapie des Diabetes mellitus	Patient ohne/mit Risikofaktoren	
Inzision/Drainage	Patient ohne/mit Risikofaktoren	
Minimalamputation	Patient ohne/mit Risikofaktoren	
Bypass-Operation		Patient ohne/mit Risikofaktoren
Fasziektomie Sequestrektomie		Patient ohne/mit Risikofaktoren
Rekanalisierende Maßnahmen (perkutane Dilatation mit/ohne Stentimplantation, Laser-Angioplastie)		Patient ohne/mit Risikofaktoren
Lappenplastik mit/ohne synchroner Rekanalisation		Patient ohne/mit Risikofaktoren
Ausgedehnte Amputationen		Patient ohne/mit Risikofaktoren

5 Lokale und systemische Therapie

Die Therapie des diabetischen Fußulkus läßt sich in eine *lokale* und eine *systemische* Therapie unterteilen. Die lokale Therapie umfaßt die *Wundreinigung* und Nekrosenentfernung, Förderung von *Granulation* und *Epithelisierung* durch feuchte Wundheilung sowie die konsequente Druckentlastung der Wunde. Bei Vorliegen einer Infektion erfolgt die antibiotische Behandlung. Grundsätzlich ist eine Optimierung der diabetischen Stoffwechsellage und Reduktion oder Eliminierung von Risikofaktoren für die ausreichende Abheilung der Läsion notwendig.

Tabelle 7: Ambulante Therapie des diabetischen neuropathischen Fußulkus

Lokale Therapie	Systemische Therapie
Wundreinigung	Kommunikative Intervention
Feuchte Wundheilung	Infektion: Spezifische, systemische Anti-
Druckentlastung	biose
Transplantation	Ernährungstherapie
	Medikamentöse Therapie des Diabetes
	mellitus
	Neuropathie-Behandlung

5.1 Lokale Therapie

5.1.1 Wundreinigung

Die Tiefenausdehnung des abgestorbenen Gewebes und der Wundflüssigkeit ist neben Beschaffenheit, Menge und Lokalisation sowie dem Allgemeinzustand des Patienten ausschlaggebend für das Vorgehen beim Debridement. Es muß zwischen der Entfernung von oberflächlichem, also epidermalem oder dermalem, und tiefer liegendem, subkutanem abgestorbenem Zellgewebe differenziert werden. Dies ist einerseits für die Wahl des Verfahrens und die Beurteilung der Delegationsfähigkeit von Bedeutung. Die Abtragung epidermaler und dermaler Nekrosen kann an Krankenpflegekräfte delegiert werden, das subkutane Debridement muß in ärztlicher Hand liegen.

Ein Debridement kann *autolytisch, mechanisch* oder *enzymatisch* erfolgen. Autolytisch werden Beläge bei der Wundversorgung mit interaktiven Verbänden gelöst. Beim mechanischen Debridement werden mit dem Skalpell insbesondere feste, zähe Nekrosen und Beläge entfernt. Die Kollagenase hat den Vorrang vor anderen enzymatischen Behandlungen.

Zum oberflächlichen Debridement können alle drei Methoden eingesetzt werden, die Entfernung tiefer Nekrosen sollte, schon um das Infektionsrisiko zu mindern, mechanisch durchgeführt werden.

Tabelle 8: Vor- und Nachteile verschiedener Debridement-Techniken

	Autolytisch		Mechanisch		Enzymatisch	
	Vorteil	Nachteil	Vorteil	Nachteil	Vorteil	Nachteil
Schmerzen	selten			beim Diabetiker selten schmerzhaft	selten	
Nebeneffekte		Geruchsbildung, Mazeration möglich		iatrogene Verletzung möglich		Mazeration möglich
Wirkeintritt		verzögert	schnell, effektiv			verzögert
Sensibilisierung	selten		keine		selten	
Qualifikation	üblich			besonders	üblich	
Kosten	günstig		günstig			hoch

Die *mechanische Wundreinigung* und Hornhautabtragung mit Skalpell und Pinzette sollte, um den Nährboden für eine mikrobielle Besiedlung in Form von nekrotischem Material möglichst gering zu halten, gründlich und vorsichtig erfolgen, um den genauen Defektstatus erheben zu können. Auf Desinfektionsmittel, die meist gewebetoxisch sind, sollte verzichtet werden. Die Wundspülung erfolgt mit Leitungswasser durch Handdusche/Whirlpool, mit Kochsalzlösung oder Ringerlösung.

5.1.2 Feuchte Wundheilung

Interaktive Wundverbände sind wirkstofffreie Medizinprodukte, die ein feuchtes Wundmilieu aufrechterhalten können, ohne daß es zu Gewebemazeration und zur Bildung von feuchten Kammern kommt. Besondere hochresorptive Polymere nehmen das Exsudat auf und regulieren interaktiv die Feuchtigkeitsverhältnisse in der Wunde.

Bei *nicht infizierten Läsionen* kann die Wundversorgung mit interaktiven Wundverbänden, die eine autolytische Wundreinigung ermöglichen, beginnen. Der Verband wird so gewählt, daß er die Wundränder um 2–3 cm überragt, so daß die Ränder an der umgebenden intakten Haut befestigt werden können. Vor Befestigung des interaktiven Wundverbandes werden die Wundränder mit einem trockenen, sterilen Tupfer abgetupft. Nach Entfernung der Schutzfolie wird der Verband einfach der Wundfläche locker anmodelliert und dem Wundrand angelegt. Bei Problemzonen bzw. nicht selbsthaftenden Verbänden kann man die Fixierung mit einem Folienverband unterstützen. Für die tiefreichenden Weichteildefekte bei diabetischen Fußläsionen eignen sich Verbände, mit denen der gesamte Hohlraum ausgefüllt werden kann (z. B. Alginate, Hydrokolloidpuder, -paste).

Verbandswechsel während der Exsudationsphase
Der Verband wird anfangs täglich gewechselt. Bei Hydrokolloidverbänden bildet sich eine bis an den Verbandrand reichende Flüssigkeitsblase, jetzt ist ein Verbandswechsel notwendig. Die stark quellfähigen Partikel in der Matrix, die bis zum Vielfachen ihres Eigengewichtes aufnehmen können, haben die Wundflüssigkeit in sich aufgesaugt. Es darf nicht zu lange mit dem Wechsel des Verbandes gewartet werden, damit die umgebende, gesunde Haut nicht durch das Wundsekret gereizt und der Verband *feucht* wird, wodurch eine *lokale Keimvermehrung* riskiert werden würde. Die Entfernung des interaktiven Wundverbandes ist atraumatisch und auch bei erhaltener Schmerzempfindung schmerzlos.
Nach dem Freilegen der Wunde ist diese bei Verwendung eines Hydrokolloidverbandes mit einem gelblichen Gel ausgefüllt, dessen Beschaffenheit und Geruch putride sind; es handelt sich aber nicht um eine Wundinfektion, sondern um Bestandteile des Verbandes in Verbindung mit Wundabsonderungen. Zur Beseitigung des Gels wird die Wunde mit Leitungswasser, Kochsalz- oder Ringerlösung gespült. Bei Polyurethan-, Schaumstoff-, Hydrogel- oder Kalziumalginatverbänden wird das Exsudat ohne Gelbildung aufgesaugt. Zu Beginn der Therapie ist der *optische Eindruck* einer *Vergrößerung* des Wundraumes möglich; der Patient sollte diesbezüglich beruhigt und aufgeklärt werden. Sofern weiterhin ein *hyperkeratotischer Wundrand* besteht, der die weitere Heilung beeinträchtigt, ist dieser *mechanisch* abzutragen.
Bei Verdacht auf eine *Wundinfektion* (Beläge, sehr langsam heilende Wunde, Umgebungsreaktion) sollte ein Wundabstrich erfolgen. Die Durchführung der Verbandswechsel sollte initial überwiegend in ärztlicher Hand liegen, da die Bekämpfung einer Infektion gegebenenfalls schnellstes Handeln zur Erhaltung der Extremitäten erfordert. Je nach sozialer Einbindung des Patienten kann dies in der vertragsärztlichen Praxis oder zu Hause, unterstützt von Familie, Freunden oder einer Hauskrankenpflege, erfolgen. Ist der Patient körperlich gut beweglich und zu einer gründlichen Fußinspektion und -versorgung auch auf-

grund seiner Sehfunktion fähig, kann er nach und nach in den Verbandswechsel
selbständig miteinbezogen werden. Ist dies nicht der Fall, ist der Patient nicht
nur während des Wundheilungsprozesses, sondern auch später bei der Tertiärprävention auf Helfer angewiesen.

Feuchte Wundverhältnisse ermöglichen im Vergleich zur offenen, austrocknenden Wunde ein leichteres „Wandern" der frischen Epithelzellen, auch die thermische Isolation beeinflußt das Zellwachstum positiv. Da die obenliegende, se-
mipermeable Polyurethanschicht wasserabweisend, keimundurchlässig, aber
atmungsaktiv ist, wird eine weitere mikrobielle Besiedlung verhindert. Es besteht also ein günstiges Mikroklima ohne Okklusiveffekt.

Granulation

Der Wechsel des interaktiven Wundverbandes sollte alle zwei Tage erfolgen.
Das frische Granulationsgewebe sollte sehr umsichtig behandelt werden und
weder durch zu aggressive mechanische noch chemische Reize verletzt werden. Hypergranulationen bedürfen keiner hemmenden Therapie. Zur Spülung
reicht in dieser Phase in der Regel Ringer-Lösung. Da nach wie vor eine peni-
ble Fußinspektion, eine intensive Lokaltherapie, kombiniert mit einer engma-
schigen Stoffwechselkontrolle, nötig sind, sollten die Verbandswechsel weiterhin in engmaschiger ärztlicher Kontrolle bleiben.

Epithelisierung

In der Epithelisierungsphase kann der Verbleib eines interaktiven Wundverbandes, wenn keine Infektion vorliegt, auf *mehrere Tage* gesteigert werden, wobei
eine genaue Fußinspektion täglich erfolgen muß. Das frisch gebildete zarte,
matt glänzende Epithel ist im feuchten Wundmilieu geschützt, trocknet nicht
aus und verklebt nicht mit dem interaktiven Wundverband. Zur Spülung der
Wunde eignet sich Ringer-Lösung. Bis zum Wundverschluß ist weiterhin eine
vollständige Entlastung notwendig. Aus diesem Grund sind auch in der letzten
Wundheilungsphase eines diabetischen Fußgeschwürs engmaschige Vorstellungen in der vertragsärztlichen Praxis erforderlich.

Eine vorsichtige Mobilisierung mit partieller Belastung der betroffenen Extremität kann erfolgen, wenn die Wunde vollständig epithelisiert und das zunächst
dünne, nicht belastungsstabile Epithel durch eine dicke, reife und *belastungsstabile* Epithelschicht ersetzt worden ist. Dies setzt eine individuelle orthopädische Schuhversorgung voraus. Bis zur Ausbildung der reifen Epithelschicht
kann der interaktive Wundverband weiterhin als Schutzverband getragen oder
durch eine Baumwollkompresse ersetzt werden.

5.1.3 Druckentlastung und Ruhigstellung

Entscheidend für die Abheilung einer diabetischen Fußläsion ist die *konsequente Druckentlastung* mit einem Fußteilentlastungsschuh. Besteht zusätzlich eine Wundinfektion bzw. Osteomyelitis, ist Hochlagerung der Extremität und Bettruhe indiziert.

Nach Fixierung des interaktiven Wundverbands erfolgt je nach Klinik ein entlastender, abpolsternder Verband mit Baumwollkompressen und -binden, der keine Druckstellen verursachen darf. Hat der Patient Bettruhe, soll das Bein nach Versorgung mit dem interaktiven Wundverband hochgelagert werden. Wird der Patient im Rollstuhl ohne Belastung des Fußes mobilisiert, reicht ein zusätzlicher Schutzverband aus.

Ohne eine geeignete, individuell abgestimmte Schuhversorgung lassen sich bei Patienten mit diabetischem Fuß weder dauerhafte Heilerfolge erzielen noch nach dem Wundverschluß Verletzungen oder selbst Amputationen vermeiden. Optimale Therapiehilfen durch diabetesadaptierte Fußbettungen lassen sich nur durch eine kontinuierliche Zusammenarbeit von Arzt und Orthopädieschuhmacher realisieren.

5.1.4 Transplantation und Wachstumsfaktor-Einsatz

Haut-Transplantation
Das diabetische Fuß-Syndrom stellt keine primäre Indikation zur Haut-Transplantation dar. Insofern eine Deckung von Defekten mittels chirurgischer Verfahren sinnvoll ist, stehen Lappenplastiken mit eigener Gefäßversorgung im Vordergrund. Kleinere, nichtplantare Ulcera sind mit Inseltransplantaten (Reverdin-Plastiken, pinch grafts) zu versorgen. Diese eignen sich nicht für die auch als Malum perforans bezeichneten Druckulcera.

Keratinozyten-Transplantation
Die Verfahren sind insgesamt noch als experimentell einzuschätzen, soweit es sich um ihre Verwendung für das diabetische Fuß-Syndrom handelt. Eine generelle Empfehlung kann deshalb nicht ausgesprochen werden.

Die Keratinozyten-Suspensionen können als biologisches Therapeutikum angesehen werden, dessen mitotisch aktive migrative Zellen Wachstumsfaktoren sezernieren. Möglicherweise kann die Wundheilung aber von liberierten Faktoren profitieren.

Wachstumsfaktor-Therapie
Der Einsatz von Wachstumsfaktoren in der Behandlung chronischer Wunden basiert auf der Annahme eines absoluten oder relativen Mangels bzw. eines Überbedarfs solcher Faktoren in der Heilungsphase. Obwohl die Charakterisie-

Tabelle 9:   Orthopädische Schuhversorgung

Indikation	Produkt
Wundprozesse, versorgt mit ausgedehnten, ggf. gepolsterten Verbänden, deren Heilungsvorgang zumindest eine *Teilbelastung des Fußes beim Gehen* zulassen.	*Verbandsschuhe (Kurzzeit), konfektioniert:* Textile oder Schaumstoff-Fußbekleidungen, die ausreichend weit zu öffnen sind und ausreichendes Volumen zur Aufnahme des mit einem Wund-/Polsterverband versehenen Fußes besitzen. Das Obermaterial erlaubt Anpassungsarbeiten durch z. B. Zuschneiden u. ä.; Klettverschlüsse ermöglichen eine notwendige Weitenregulierung und Befestigung. *Benutzung nur im Innenraum.*
Wundprozesse, versorgt mit ausgedehnten, ggf. gepolsterten Verbänden, deren Heilungsvorgang über *einen längeren Zeitraum* verläuft und zumindest eine *Teilbelastung des Fußes beim Gehen, auch außer Haus*, zulassen.	*Verbandsschuhe (Langzeit), konfektioniert:* Waschbare, meist textile Fußbekleidungen, die ausreichend weit zu öffnen sind und genügendes Volumen zur Aufnahme des mit einem Wundverband versehenen Fußes und auch evtl. Bettungen besitzen. Das Obermaterial erlaubt Anpassungsarbeiten, Klettverschlüsse ermöglichen die notwendige Weitenregulierung. Das Material läßt bedingt auch eine Benutzung außerhalb geschlossener Räume zu.
Zustand nach Ulzeration. Das Krankheitsbild muß eine *stärkere Belastung der Fußweichteile im Bereich der Auftrittsfläche* zulassen.	*Fußteilentlastungsschuh, konfektioniert:* Der Fußteilentlastungsschuh umschließt Ferse und Fußwurzel und wird mit einer Befestigungsvorrichtung geliefert. Er läßt den Vor- bzw. Rückfuß in der Schrittabfolge nicht in Bodenkontakt kommen durch Vergrößerung der Absatzhöhe und Absatzneigung nach hinten zur Ferse hin. Der Vorfußbereich ist gegen ungewolltes Anstoßen geschützt.
In einer *Übergangsphase* bei noch zu erwartender Veränderung des Krankheitsbildes, nur wenn eine ausreichende Mobilisierung durch den Einsatz von konfektionierten Schuhen bzw. durch eine andere Hilfsmittelversorgung nicht erreicht werden kann.	*Orthopädischer Interimsschuh/orthopädischer Maßschuh:* Leichter, meist textiler orthopädischer Maßschuh für den vorübergehenden Einsatz in der frühen Krankheits- bzw. Rehaphase. Er wird über einen Sonderleisten hergestellt und beinhaltet eine entsprechende Bettung.
Schwere Fußdeformierung. Fuß-/Fußteilverlust, erhebliche Störungen der Durchblutung und der nervalen Versorgung.	*Orthopädischer Straßenschuh, Maßschuh:* Fester Schuh, als Halbschuh oder Stiefel gearbeitet, bis 15 cm hoher Schaft, für den *Gebrauch als Alltagsschuh*, auch außer Haus. Der orthopädische Maßschuh beinhaltet eine entsprechende Bettung, eine verlängerte Hinterkappe und ein Lederfutter.

rung der Wundflüssigkeit in chronischen Ulcera schwierig ist, sprechen die zur Zeit vorliegenden Daten eher für ein Überangebot an Zytokinen und Wachstumsfaktoren und eine Dysbalance als für Mangelzustände. Auffällig ist andererseits die Verminderung des Gehalts an peptidergen Nervenendigungen der Haut und somit auch der Neuropeptide und des Nerven-Wachstumsfaktors (NGF).

Die Anwendung der Wachstumsfaktoren in der Behandlung des diabetischen Fußes steht praktischen Problemen einer Arzneimitteltherapie gegenüber:

- Auswahl des Faktors (welcher, warum),
- Dosierung (Menge, Applikationsfrequenz),
- Wiederfindungsrate,
- Nebenwirkungsprofil (profitieren auch Keime davon?),
- Kombinationsmöglichkeiten,
- Interaktionen,
- mikrobielle, chemische und thermische Stabilität.

Einzelne Fallbeobachtungen und Pilotstudien liegen für den Einsatz vom Granulozyten-Makrophagen-Wachstumsfaktor (GM-CSF), plättchenabhängigem Wachstumsfaktor (PDGF), epidermalem Wachstumsfaktor (EGF) u. a. vor. Für das diabetische Ulkus (diabetischer Fuß) läßt sich derzeit keine allgemeine Empfehlung aussprechen. Aufgrund des zusätzlichen erheblichen Kostenaufwandes bei nicht validierter Effizienz sollte ihr Einsatz vorerst kontrollierten Studien vorbehalten sein.

Eine umfangreiche Datenlage existiert für den Einsatz des autologen humanen PDGF, der über Aufreinigungsverfahren aus patienteneigenem Blut gewonnen wird. Offensichtlich handelt es sich hierbei nicht um einen einzelnen Wachstumsfaktor, sondern um ein Substanzgemisch (PDGF, EGF, FGF, TGFβ u. a. m.). In verschiedenen Modellen konnte eine Heilungsförderung – allerdings ohne Dosis-Wirkungsbeziehung – dargestellt werden. Eine randomisierte, prospektive Doppelblindstudie aus den USA spricht für eine Überlegenheit der Präparation gegenüber Plazebo bezüglich der Ulkusverkleinerung und Re-Epithelisierung bei chronisch-diabetischen Ulcera (diabetischer Fuß). In dieser Studie wurden alle Ulcera zunächst exzidiert, danach wurde das Substanzgemisch topisch aufgetragen. Nach 15 Wochen waren in der Verumgruppe 5 von 7 Ulcera komplett abgeheilt (15 Wochen), in der Plazebogruppe heilte nur 1 von 6 Ulcera (nach 20 Wochen). Kritisch zu bemerken ist die kleine Patientenzahl (n = 13). Die Präparation wurde nicht gegen unbehandeltes Blut geprüft, so daß die Validierung des Aufreinigungsverfahrens im Sinne einer erhöhten Therapieeffizienz noch aussteht.

5.2 Systemische Therapie

5.2.1 Biomedizinische und kommunikative Intervention

Durchschnittlich hat jeder Arzt 10 000 Patientenkontakte im Jahr. Die in der Arzt-Patient-Begegnung vollzogene kommunikative Intervention zur kognitiven und emotionalen Selbststeuerung des Patienten ist die notwendige Ergänzung zur biomedizinischen Intervention.

Die kommunikative Intervention erfolgt in vier Schritten:
- mit dem Patienten Kontakt aufnehmen,
- dem Patienten mit Empathie begegnen,
- den Patienten aufklären und schulen,
- die Mitarbeit des Patienten fördern.

Als Grundregeln gelten:
- Die Wirklichkeit des Patienten ist ein Konstrukt seines Gehirns. Sie ist von der Wirklichkeit des Arztes unterschieden.
- Der Arzt muß deshalb fortwährend übersetzen, verbinden und fokussieren.
- Empathie heißt, Gefühle des Patienten wahrnehmen, Pausen zur Reflektion der Situation einlegen, das nach Meinung des Arztes vorhandene Gefühl benennen, dem Patienten mitteilen, daß diese Gefühle verstanden und nachempfunden werden können, daß diese Gefühle respektiert werden und Unterstützung und Partnerschaft angeboten werden.
- Aufklärung und Schulung erreichen den Patienten nur dann, wenn das Wahrgenommene als hinreichend neu und wichtig, das heißt für Leben und Überleben relevant, bewertet wird.
- Auf die Mitarbeit des Patienten haben Alter, Geschlecht, Beruf, Familienstand oder Persönlichkeitsmerkmale keinen Einfluß. Der Patient hat ein Krankheitskonzept, das ihm erklärt, was mit seiner Gesundheit geschieht.
- Im Gespräch über das Krankheitskonzept des Patienten ist ein einfacher Therapieplan einschließlich der Mitwirkung des Patienten zu entwickeln.

Schulung und Empowerment des Patienten
Jedem Patienten muß die Teilnahme an einem Schulungsprogramm angeboten werden. Durch die Information über die Krankheitsentstehung und -abläufe, Therapiemöglichkeiten, Kontrollmöglichkeiten und Vermeidung von Komplikationen soll der Diabetiker in die Lage versetzt werden, Eigenverantwortung in der Behandlung des Diabetes zu übernehmen. Gut geschulte Diabetiker, die körperliches Training, Körperpflege und Ernährung ernst nehmen, die Blutzuckerselbstmessung betreiben und danach ihre Medikation ausrichten, haben eine normale Lebenserwartung bei normaler Lebensqualität.

5.2.2 Septisches und aseptisches Ulkus

Bei Vorliegen einer Wundinfektion sollen Alginatverbände/-tamponaden und geruchs- und bakterienabsorbierende Aktivkohleverbände eingesetzt werden.

Tabelle 10: Infektion

Klinik		Therapie
Lokal:	Pus	Debridement, Sekretabfluß; Entlastung, Alginatverbände, Aktivkohleverbände
Systemisch:	Fieber, Leukozytose	Bis zum Vorliegen des Resistogramms Clindamycin plus Cephalosporin der 2. Generation, Maßnahmen wie bei lokaler Infektion; Bettruhe

Antibiotische Therapie
Die diabetische Fußläsion der Epidermis und Dermis benötigt in der Regel keine antibiotische Therapie. Konsequente Druckentlastung sowie Verbandswechsel stellen die vorrangige Therapie dar. Bei subkutaner Fußläsion liegt mit hoher Wahrscheinlichkeit bzw. nachgewiesen eine *Infektion* der Wunde vor. Neben der lokalen Wundtherapie und Druckentlastung sollte eine systemische Therapie mit oralen Antibiotika durchgeführt werden. Da häufig Anaerobier beteiligt sind, empfiehlt sich Clindamycin. Bestehen Nekrosen, schwere Osteomyelitis oder Zeichen der systemischen Infektion, sollten intravenös breitwirkende Antibiotika gegeben werden wie Flucloxacillin, Gentamycin und Metronidazol oder Clindamycin plus ein Cephalosporin der 2. Generation. Die antibiotische Therapie, anfänglich intravenös, anschließend oral, soll bis zur Abheilung der Läsion fortgeführt werden.

5.2.3 Optimierung der Stoffwechsellage

Grundvoraussetzung für die optimale Abheilung von diabetischen Fußläsionen ist die gute Einstellung der Stoffwechsellage. Die Therapieziele hierbei sind altersabhängig: nahe normoglykämische präprandiale Blutzuckerwerte, normales bis leicht erhöhtes HbA_{1c}/HbA_1, normale Lipidparameter, normaler Blutdruck.
Die diabetische Stufentherapie umfaßt die Ernährungstherapie, körperliche Bewegung entsprechend dem Heilungsfortschritt der diabetischen Fußläsion, Gewichtsnormalisierung, Blutzucker- und Urinzucker-Selbstkontrolle, orale antidiabetische Therapie, Insulintherapie. Die Diabetikerschulung ist unverzichtbarer Bestandteil der Therapie. Durch das Erlangen von Wissen um die Erkrankung und die Therapie kann der Patient Eigenverantwortung in der Be-

handlung seiner Erkrankung übernehmen, was wiederum Grundvoraussetzung für das Gelingen der Diabetestherapie und damit der Vermeidung von Folgeerkrankung ist (Tertiär- und Primärprävention).

5.2.3.1 Ernährungstherapie

Für den Diabetiker gelten die gleichen Regeln wie für den Gesunden. Die Ernährung soll gesund und ausgewogen sowie bedarfsgerecht sein. Sie soll auf Behandlung, Lebensweise, Beruf und Freizeitverhalten, Alter und Eßgewohnheiten abgestimmt sein. Da 60–80 % der Typ-II-Diabetiker übergewichtig sind, steht hier die Normalisierung des Körpergewichts an vorrangiger Stelle. Ziele der Ernährungstherapie für Diabetiker sind:
• qualitativ vollwertige Ernährung,
• bedarfsgerechte Energiezufuhr,
• ballaststoffreiche Kost,
• ernährungsgestützte Stabilisierung des Stoffwechsels,
• Berücksichtigung individueller Eßgewohnheiten,
• Einbeziehung der medikamentösen Diabetestherapie (orale Antidiabetika, Insulintherapie).

Aufgrund einer Ernährungsanamnese wird zusammen mit dem Patienten eine Ernährungsempfehlung erarbeitet:
• Energiemenge in 24 Stunden aufgrund von Sollgewicht und körperlicher Aktivität,
• Energiemenge verteilt auf 55 % Kohlenhydrate, 30 % Fett und 15 % Eiweiß,
• bis 7 kleinere Mahlzeiten täglich (abgestimmt auf eventuell zusätzliche medikamentöse Diabetestherapie),
• möglichst oft (5×täglich) Obst (Kohlenhydratanteil beachten!), Salate, Gemüse,
• Mahlzeitentips.

Die Ernährungsempfehlung soll als schriftliche ärztliche Verordnung dem Patienten übergeben werden. Bei Verdacht auf Mangelernährung ist der Ernährungsstatus zu erheben. In der Regel ist ein Protein- und Energiemangel (PEM) bzw. Proteinmangel (PM) mit nicht ausreichenden Vitaminen, Mineralstoffen und Spurenelementen verbunden.

5.2.3.2 Blutzucker- und Urinzucker-Selbstkontrolle

Der Diabetiker sollte selbständig entweder Urinzucker-Selbstkontrollen (nur Ernährungstherapie) oder Blutzucker-Selbstkontrollen (orale Antidiabetika, Insulintherapie) durchführen und die Werte dokumentieren. Die selbständige Bestimmung von Urin- oder Blutzucker gibt dem Patienten unmittelbar eine Rückmeldung über die Güte seiner Stoffwechseleinstellung und versetzt ihn in die Lage, die Diabetestherapie eigenständig den Stoffwechselbedürfnissen anzupassen. Dies wiederum steigert die Eigenverantwortung in der Behandlung des Diabetes.

Durch die Dokumentation der Urin-/Blutzuckerwerte ist eine gezielte Besprechung mit dem Arzt hinsichtlich einer Stoffwechseloptimierung möglich.

5.2.3.3 Medikamentöse Therapie

Orale Antidiabetika (nur für Typ-II-Diabetiker)
Als orale Antidiabetika stehen zur Verfügung und sollten nach Stufenschema-Empfehlungen therapiert werden:

* *Glukosidaseinhibitoren* (Verzögerung bzw. Verhinderung der Glukoseresorption aus höhermolekularen Kohlenhydraten). Nebenwirkungen: Blähungen, Durchfall.
* *Sulfonylharnstoffe* (Stimulierung der Insulinfreisetzung aus Beta-Zellen). Nebenwirkung: Hypoglykämie-Gefahr.
* *Biguanide* (Hemmung der Gluconeogenese, Hemmung der Glukoseresorption, Stimulation der peripheren Glukoseaufnahme). Nebenwirkung: Laktatazidose, insbesondere bei bestehender Niereninsuffizienz, Herzinsuffizienz, chronischer Hypoxämie.

Insulintherapie
Sollte unter Ernährungstherapie und gegebenenfalls oraler Antidiabetikatherapie keine zufriedenstellende Stoffwechseleinstellung möglich sein, so ist die Umstellung auf eine Insulintherapie notwendig. Der Typ-I-Diabetiker wird grundsätzlich mit Insulin behandelt. Als gebräuchliche humane Insuline werden heute Normalinsulin und Basalinsulin (in Form von NPH-Insulin) entweder getrennt im Sinne des Basis-Bolus-Prinzips oder in Form fester Mischungen (z. B. 30 % Normalinsulin und 70 % Basalinsulin) verwendet. Als sehr schnell wirkendes Insulin steht seit kurzem das Insulin-Analogon Lispro-Insulin zur Verfügung. Voraussetzung für eine erfolgreiche Insulintherapie ist die Information des Patienten über die Wirkungsweise, das Zusammenspiel mit der Ernährungstherapie, mit körperlicher Bewegung und über die Erkrankung.

5.2.4 Behandlung der Neuropathie

Übergeordnetes Behandlungsziel der diabetischen peripheren Neuropathie ist das Erreichen der Normoglykämie. Durch die Verbesserung der Stoffwechsellage ist der größtmögliche und zugleich einzige bekannte kausale Therapieeffekt zu erzielen.

Die therapeutische Wirksamkeit der Alpha-Liponsäure bei diabetischen Polyneuropathien ist weitgehend gesichert (Neutralisierung der freien Radikale, damit Verminderung der Endothelschäden und Schutz der Nervenfunktion durch Verbesserung des reduzierten Glutathions). Zu empfehlen ist eine 2–3wöchige Infusionstherapie mit 600 mg und bei Wirksamkeit die weitere perorale Applikation (600 mg 30 Minuten vor dem Frühstück täglich).

Als Schmerztherapeutika können versuchsweise trizyklische Antidepressiva, Carbamazepin oder Phenytoin eingesetzt werden. Auf die potentiell kardiotoxischen Nebenwirkungen ist zu achten. Lähmungen oder Gangstörungen sollten krankengymnastisch behandelt werden.

5.3 Medizinprodukte- und Arzneimittel-Verordnungen

Die Verordnungen der Medizinprodukte und Arzneimittel erfolgen nach medizinischen und wirtschaftlichen Erfordernissen.

5.3.1 Medizinprodukte

Interaktive Wundverbände
Qualitätskriterien interaktiver Verbände:
• Autolytisches Debridement mit Absorption des Wundexsudats,
• Feuchtes Klima zur Zell-Migration, -Proliferation, -Differenzierung, Neovaskularisation,
• Thermische Isolierung und Temperaturstabilisierung der Wunde,
• Infektionsschutz durch Undurchlässigkeit für Mikroorganismen von außen,
• Keine Abgabe von Fasern und Fremdstoffen,
• Atraumatische Entfernung,
• Geringes allergisierendes Potential,
• Einfache, zeit- und kostensparende Handhabung.

Tabelle 11:   Interaktive Wundverbände und deren phasengerechter Einsatz

Alginat-verbände	Hydrogel-verbände	Hydro-kolloid-verbände	Weich-schaum-verbände	Filme, Folien-verbände	Aktivkohle-verbände
Exsudation infizierte Wunde	Exsudation Granula-tion	Exsudation Granula-tion Epithe-lisierung	Exsudation Granula-tion	Epithelisie-rung	Geruchs-hemmend infizierte Wunde
Wundver-band Tamponade	Wund-verband Gel	Wund-verband Paste Puder	Wund-verband	Wund-verband	Wund-verband

Allgemein ist der Einsatz verschiedener interaktiver Verbände in zahlreichen Varianten im Laufe der Wundheilungsphasen möglich und unterliegt keinem starren Schema. Zunehmend werden Mischformen von Verbänden angeboten; z. B. Weichschaum- und Hydrogelverband oder Hydrokolloid- und Alginatverband kombiniert.

Konfektionierte Therapieschuhe als Verbands- und Fußteilentlastungsschuhe

Orthopädische Maßschuhe als orthopädische Interims- und Straßenschuhe

Blutzuckermeßgerät zur Selbstmessung
Qualitätskriterien:
- Meßgenauigkeit im hypo- und hyperglykämischen Bereich (von 20–400 mg%),
- einfache Handhabung,
- großes Display,
- gleichzeitige Farbkontrolle mit demselben Teststreifen.

Insulin-Injektionshilfen (Pen's)
Qualitätskriterien:
- einfache Handhabung,
- ausreichend große Dosisanzeige,
- Korrekturmöglichkeit für gewählte Dosis,
- Wunsch des Patienten.

5.3.2 Arzneimittel

Tabelle 12: Biologische Wunddeckung	
Xeno-/Allo-/Autograft-Haut	kryokonserviert, lyophilisiert, und glyzerin-konserviert
Amnion-Membran	$(AgNO_3)$ konserviert
Azelluläre Dermis	gefriergetrocknet, glyzerin-konserviert
Kultiviertes Epithelium (HK)	autolog, allogen

Tabelle 13: Biosynthetische Wunddeckung	
Kombiniert (dermal/epidermal) • azellulär • mit kultivierten Zellen Integra™ Kollagen-GAG-HF-HK Allogen Dermis-HF-HK	Deepithelisierte Dermis (Dermagraft™)

Antibiotika

Antidiabetika
Wirkstoff: Sulfonylharnstoff
Anwendung: Patienten mit Typ-II-Diabetes, wenn der Stoffwechsel nicht al-
lein durch angemessene Ernährung und körperliche Aktivität be-
friedigend eingestellt werden kann.

Wirkstoff: Biguanide (Metforminhydrochlorid)
Anwendung: Patienten mit Typ-II-Diabetes, wenn der Stoffwechsel nicht al-
lein durch angemessene Ernährung und körperliche Aktivität be-
friedigend eingestellt werden kann. Insbesondere Patienten mit
Übergewicht und/oder Hyperlipoproteinämie.

Wirkstoff: Glukosidaseinhibitoren (Acarbose)
Anwendung: Insbesondere Initialbehandlung des Typ-II-Diabetes, wenn Ernährungsanpassung und körperliche Aktivität die Stoffwechsellage nicht ausreichend verbessern. Vermindern postprandiale
Blutzuckerspitzen, somit für Patienten mit nahe-normalen Nüch-
tern-Blutzuckerwerten geeignet.

Wirkstoff: Insulin
Anwendung: Für alle Typ-I-Diabetiker; für Typ-II-Diabetiker, die mit Ernährungsanpassung, körperlicher Aktivität und oralen Antidiabetika nicht ausreichend ihre Stoffwechsellage verbessern können. Blutzuckerselbstkontrolle notwendig!

Neuropathiepräparate

Wirkstoff: Alpha-Liponsäure
Anwendung: Symptomatische diabetische Polyneuropathie.

6 Die Fußambulanz als Ort der Prävention

Tertiärprävention bezeichnet alle Maßnahmen, die nach erfolgreichem Abschluß der Wundbehandlung zur Vermeidung eines Rezidivs geboten sind. Sie entsprechen im wesentlichen der Primärprävention, die als Ziel die Feststellung und mögliche Ausschaltung der Risikofaktoren für die Entstehung der Krankheit, im Falle der sekundär heilenden Wunde der Grunderkrankung, hat (WHO-Definition).

6.1 Risikofaktoren

Lokal	Systemisch
Mangelnde Pflege der Füße	Falsche Ernährung
Nicht sachgerechte Pflege der Füße	Schlechte Urinzucker- und Blutzucker-
Mangelnde Inspektion der Füße	Selbstkontrolle
Zu enges, schlecht sitzendes, drücken-	Alkohol-Mißbrauch
des Schuhwerk	Rauchen
Fußdeformitäten	Niereninsuffizienz
Barfußgehen	Augenprobleme
Zu heißes Badewasser	Arterielle Hypertonie
Heizkissen	Neuropathie
	Angiopathie

6.2 Vereinbarte Quartals- und Jahresziele für ärztliche Diagnostik und Patienten-Selbstkontrolle

Die Quartals- und Jahresziele werden individuell mit jedem Patienten vereinbart. Sie richten sich nach Ist-Werten, prognostischer Indikation, allgemeinem metabolischem und körperlichem Zustand sowie Alter.

Vereinbarte Quartalsziele:

Ärztliche Fußinspektion	ja	nein
Sachgerechte Fußpflege	ja	nein

Parameter	Gut	Grenzwert	Ist-Wert	Persönlicher Zielwert
Körpergewichtsindex männlich kg/m^2 weiblich kg/m^2	20–25 19–24	≤27 ≤26		
Blutdruck mmHg	120/80	140/90		
Gesamtcholesterin mg/dl	< 200	< 250		
Blutdruck mmHg	120/80	135/85		
Blutzucker nüchtern mg/dl	80–120	140		
Blutzucker postprandial mg/dl	80–140	180		
Urinzucker %	0	0,5		
HbA$_1$ %	< 8,0	9,5		
HbA$_{1c}$ %	< 6,5	7,5		

Vereinbarte Jahresziele:

Ärztliche Fußinspektion	ja ☐	nein ☐
Sachgerechte Fußpflege	ja ☐	nein ☐

Parameter	Gut	Grenzwert	Ist-Wert	Persönlicher Zielwert
Gesamtcholesterin mg/dl	< 200	< 250		
HDL-Cholesterin mg/dl	> 40	≥ 35		
Nüchtern-Triglyzeride mg/dl	< 150	200		
Kreatinin mg/dl	0,6–1,0	1,1		
Albumin im Urin	< 20			
Periphere Neuropathie				
Autonome Neuropathie				
Augenbefund				

7 Dokumentation

7.1 Diagnostik- und Indikations-Dokumentation

Name: . . . .   Vorname: . . . .   Geb.-Datum: . . . .

Therapiebeginn: . . . .

Ulkuslokalisation

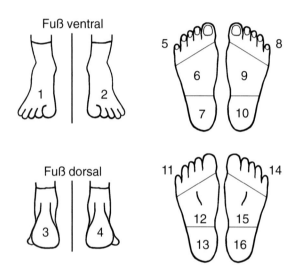

Ulkusklassifikation

Grad	Ulkustiefe	Infektion		
		a	b	c
I	Epidermis, Dermis			
II	Subkutis			
III	Faszien, Muskeln			
IV	Sehnen, Knochen, Gelenke			
V	Untermination, Taschen, Fisteln			

a keine Infektion
b lokale Infektion
c systemische Infektion

Ulkusgröße
Angabe der beiden größten senkrecht aufeinander stehenden Durchmesser
in ... cm

Ulkusalter

unter 2 Wochen ☐   mehr als 2 Wochen ☐

Rezidivulkus ☐   1. Ulkus   Jahr:

Leistung	Delegationsfähigkeit			Datum	Ergebnis	Abrech-nung
	DGR	DEF	DGN			
I. v.-Blutentnahme	×					
Abstrich aus der Tiefe der Wunde und von den Wundrändern	×					
Pflegekompetenzen des Patienten und/ oder Angehörigen feststellen	×					

DGR = grundsätzlich delegationsfähig an Krankenpflegekräfte
DEF   = im Einzelfall delegationsfähig an Krankenpflegekräfte
DGN = grundsätzlich nicht delegationsfähig an Krankenpflegekräfte

Prognostische Indikation:

. . . .

. . . .

7.2 Therapie-Dokumentation

Leistung	Delegationsfähigkeit			Datum	Ergebnis	Abrech-nung
	DGR	DEF	DGN			
Wundspülung:						
Leitungswasser	×					
Kochsalzlösung	×					
Ringerlösung	×					
Mechanische Nekro-senabtragung:						
epidermal/dermal	×					
subkutan			×			
Verbandswechsel:						
aseptische Wunde	×					
septische Wunde		×				
Schriftlicher Ernährungsplan individuell für den einzelnen Patienten aufgestellt	×					
Programmierte Schulung Typ-II-Diabetiker in Gruppen von 4–10 Personen	×					
Pflegekompetenzen des Patienten und/oder Angehörigen entwickeln	×					

8 Nachschlagewerke

Zum Beispiel:

Zander, Gudrun; Zander, Eckhard. Polyneuropathien und der diabetische Fuß. Hannover 1996.
Hérisson, C. et Simon, L. Le pied diabétique. Editions Masson, Paris 1993
Boulton, Andrew J. M. ; Connor, Henry; Cavanagh, Peter R. The Foot in Diabetes. Chichester, New York, Brisbane, Toronto, Singapore, Second Edition 1994

9 Verzeichnis der Übersichten

Anhang

A Arterieller Status

Gefäß	Test	Rechts	Links
A. tibialis	Puls – Palpation		
A. dorsalis	Puls – Palpation		
A. tibialis posterior	Doppler: Systolischer Druck		
A. dorsalis pedis	Doppler: Systolischer Druck		
A. radialis/brachialis	Doppler: Systolischer Druck		
Arterieller Index	Durchschnittlicher systolischer Druck untere Extremität		
	Durchschnittlicher systolischer Druck obere Extremität		

B Patientenselbsteinschätzung der Lebensqualität (NHP-Test)

Wie würden Sie Ihren derzeitigen Gesundheitszustand beschreiben?

sehr gut ☐   gut ☐   mittelmäßig ☐   schlecht ☐   sehr schlecht ☐

Im folgenden finden Sie eine Liste von Problemen, die man im Alltagsleben haben kann.

Bitte gehen Sie die Liste sorgfältig durch und kreuzen Sie bei jeder Aussage an, ob diese zur Zeit für Sie zutrifft (ja) oder nicht zutrifft (nein).

Bitte beantworten Sie jede Frage.

Wenn Sie nicht sicher sind, ob Sie mit ja oder nein antworten sollen, kreuzen Sie die Antwort an, die am ehesten zutrifft.

	ja	nein
Ich bin andauernd müde.	☐	☐
Ich habe nachts Schmerzen.	☐	☐
Ich fühle mich niedergeschlagen.	☐	☐
Ich habe unerträgliche Schmerzen.	☐	☐
Ich nehme Tabletten, um schlafen zu können.	☐	☐
Ich habe vergessen, wie es ist, Freude zu empfinden.	☐	☐
Ich fühle mich gereizt.	☐	☐
Ich finde es schmerzhaft, meine Körperposition zu verändern.	☐	☐
Ich fühle mich einsam.	☐	☐
Ich kann mich nur innerhalb des Hauses bewegen.	☐	☐
Es fällt mir schwer, mich zu bücken.	☐	☐
Alles strengt mich an.	☐	☐
Ich wache in den frühen Morgenstunden vorzeitig auf.	☐	☐
Ich kann überhaupt nicht gehen.	☐	☐
Es fällt mir schwer, zu anderen Menschen Kontakt aufzunehmen.	☐	☐
Die Tage ziehen sich hin.	☐	☐
Ich habe Schwierigkeiten, Treppen oder Stufen hinauf- und hinunterzugehen.	☐	☐
Es fällt mir schwer, mich zu strecken und nach Gegenständen zu greifen.	☐	☐
Ich habe Schmerzen beim Gehen.	☐	☐
Mir reißt in letzter Zeit oft der Geduldsfaden.	☐	☐
Ich fühle, daß ich niemandem nahestehe.	☐	☐
Ich liege nachts die meiste Zeit wach.	☐	☐
Ich habe das Gefühl, die Kontrolle zu verlieren.	☐	☐
Ich habe Schmerzen, wenn ich stehe.	☐	☐
Es fällt mir schwer, mich selbst anzuziehen.	☐	☐
Meine Energie läßt schnell nach.	☐	☐

Es fällt mir schwer, lange zu stehen
(z. B. am Spülbecken, an der Bushaltestelle).   ☐   ☐
Ich habe ständig Schmerzen.   ☐   ☐
Ich brauche lange zum Einschlafen.   ☐   ☐
Ich habe das Gefühl, für andere Menschen eine Last zu sein.   ☐   ☐
Sorgen halten mich nachts wach.   ☐   ☐
Ich fühle, daß das Leben nicht lebenswert ist.   ☐   ☐
Ich schlafe nachts schlecht.   ☐   ☐
Es fällt mir schwer, mit anderen Menschen auszukommen.   ☐   ☐
Ich brauche Hilfe, wenn ich mich außer Haus bewegen will
(z. B. einen Stock oder jemanden, der mich stützt).   ☐   ☐
Ich habe Schmerzen, wenn ich Treppen/Stufen hinauf-
oder hinabgehe.   ☐   ☐
Ich wache deprimiert auf.   ☐   ☐
Ich habe Schmerzen, wenn ich sitze.   ☐   ☐

Bitte ausfüllen bzw. ankreuzen.

Meine Erkrankung:

Offenes Bein   ☐
Diabetisches Fußgeschwür   ☐
Wundliegen   ☐
Harninkontinenz   ☐
Stuhlinkontinenz   ☐

Meine Initialen: ☐☐ ☐   Datum: . . . .

Erarbeitet von:

P. Altmeyer; H. Baumann; H. D. Becker; J. Bock; G. Burg; S. Coerper, J. Daróczy; T. Dassen; C. Ebel-Bitoun; P. Elsner; M. Flour; X. Fu; S. Ge; J. Hafner; K. Jäger; S. Kanowski; G. Köveker; T. Krieg; L. Kühnel; D. Lanzius; B. Leipski; U. K. Maganti; S. Meaume; H. P. Meißner; H. F. Merk; M. Miehe; D. Müller; P. Müller; H. A. M. Neumann; R. Niedner; H. Partsch; E. Rabe; U. Repschläger; H. Richter; G. Rudofsky; H.-D. Saeger; W. Seifart; G. B. Stark; W. Sterry; E. Tanczos; L. Teot; R. v. Versen; K.-G. Werner; M. Wladov; K. Wolff; U. Wollina; J. Zak; U. E. Ziegler

Die Consensus- und Evidenz-basierten Handlungsleitlinien wurden in dem Consensus Meeting Handlungsleitlinien Chronische Wunden und Verbrennungen des 2nd European Tissue Repair Society Symposiums am 21. August 1997 im Universitätsklinikum Freiburg im Breisgau diskutiert und auf dem 7th Annual Meeting der European Tissue Repair Society am 26. August 1997 im Universitätsklinikum Köln präsentiert.

Die Handlungsleitlinien sind Empfehlungen für ärztliches Handeln in charakteristischen Situationen. Sie schildern ausschließlich ärztlich-wissenschaftliche und keine wirtschaftlichen Aspekte. Die Handlungsleitlinien sind für Ärzte unverbindlich und haben weder haftungsbegründende noch haftungsbefreiende Wirkung.

WUNDRATGEBER

DIABETISCHEN FUSS UND AMPUTATION VERMEIDEN

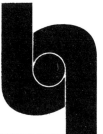

HFI e.V.

DIABETISCHES FUSSGESCHWÜR

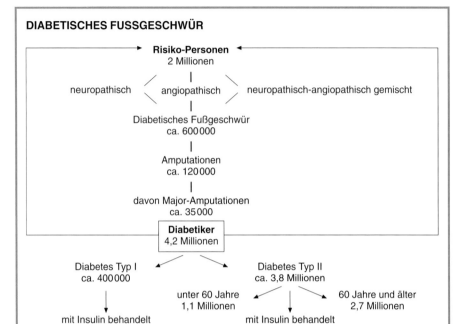

Risiko-Personen
2 Millionen

neuropathisch   angiopathisch   neuropathisch-angiopathisch gemischt

Diabetisches Fußgeschwür
ca. 600000

Amputationen
ca. 120000

davon Major-Amputationen
ca. 35000

Diabetiker
4,2 Millionen

Diabetes Typ I   Diabetes Typ II
ca. 400000   ca. 3,8 Millionen

unter 60 Jahre   60 Jahre und älter
1,1 Millionen   2,7 Millionen

mit Insulin behandelt   mit Insulin behandelt
ca. 400000   ca. 800000

ZUCKERSTOFFWECHSEL

Signalübertragungen zwischen Zellen und innerhalb der Zellen zur Selbstregelung des Kohlenhydrat-/Traubenzucker-Stoffwechsels sind beim Diabetiker beeinträchtigt. Steigt der Blutzucker über 10 mmol/l bzw. 180 mg/dl, kann die Niere den Zucker nicht mehr zurückhalten. Er erscheint im Urin. Diese Grenze bezeichnet man als Nierenschwelle.
Insulin ist ein blutzuckersenkendes Hormon, das in der Bauchspeicheldrüse gebildet wird. Es wird in die Blutbahn abgegeben, wenn der Blutzucker ansteigt. Insulin bewirkt, daß Zucker als Hauptenergielieferant aus der Blutbahn in alle Körperzellen transportiert wird.

STEUERUNG DES BLUTZUCKERSPIEGELS

Anstieg des Blutzuckerspiegels

↓

Insulinsekretion in Bauchspeicheldrüse

↓

Entfernung von Zucker (Glukose) aus Blut und Speicherung in Körperzellen als Glykogen

Abnahme des Blutzuckerspiegels

↓

Glukagonsekretion in Bauchspeicheldrüse

↓

Abbau von Glykogen und Freisetzung von Zucker (Glukose) in das Blut

DIABETISCHE NERVENFUNKTIONSSTÖRUNG

Die diabetische Nervenfunktionsstörung – Neuropathie – wird durch Tests zur Berührungsempfindung, Schmerzempfindung, Temperaturempfindung und zu den Reflexen festgestellt.

Die Nervenschädigung kann ohne optimierte Stoffwechseleinstellung und medikamentöse Behandlung zu Fußamputationen führen.

Etwa 2 Millionen Diabetiker sind von der diabetischen Nervenfunktionsstörung betroffen.

FEUCHTE WUNDHEILUNG

Interaktive Wundverbände sind wirkstofffreie Medizinprodukte, die ein feuchtes Wundklima aufrechterhalten. Hierdurch wird die Wanderung und Bildung neuen Zellgewebes gefördert. Ihre wichtigsten Aufgaben sind:

- Abbau des abgestorbenen Gewebes und Aufnahme mit der Wundflüssigkeit,
- Gewährleistung eines feuchten Klimas zur Zell-Wanderung, -Neubildung und -Ausformung sowie Neubildung der Blutgefäße,
- Aufrechterhaltung einer für die Wundheilung günstigen Temperatur,
- Infektionsschutz durch Undurchlässigkeit für Mikroorganismen von außen,
- keine Abgabe von Fasern oder Fremdstoffen,
- schmerzlose Entfernung,
- Vermeidung von Allergien,
- einfache, zeit- und kostensparende Handhabung.

Orthopädische Schuhversorgung

Verbandsschuhe gibt es für den kurzzeitigen Einsatz in der Wohnung und für längeren Gebrauch auch außerhalb geschlossener Räume. Das Obermaterial erlaubt Anpassungsarbeiten; Klettverschlüsse ermöglichen notwendige Weitenregulierung und Befestigung. Es handelt sich meist um waschbare textile oder Schaumstoff-Fußbekleidungen.

Fußteilentlastungsschuhe umschließen Ferse und Fußwurzel und werden mit einer Befestigungsvorrichtung geliefert. Sie lassen den Vor- bzw. Rückfuß in der Schrittabfolge nicht in Bodenkontakt kommen. Der Vorfuß ist gegen ungewolltes Anstoßen geschützt.

Orthopädische Interimsschuhe sind meist textile Maßschuhe in einer Übergangsphase bei noch zu erwartender Veränderung des Krankheitsbildes.

Orthopädische Straßenschuhe sind feste Halbschuhe oder Stiefel für den Gebrauch als Alltagsschuh.

VIERTELJAHRES- UND JAHRESZIELE

Vereinbaren Sie mit Ihrem Arzt Vierteljahres- und Jahresziele für die ärztliche Diagnostik und Ihre Selbstkontrolle:

	Persönlicher Zielwert:	Grenzwert weniger als:

Vierteljahresziele:

Fußinspektion   ja ☐   ·   nein ☐

$$\text{Körpergewichtsindex} = \frac{\text{Körpergewicht (kg)}}{\text{Körpergröße (m}^2)}$$

männlich	kg/m^2:	_____	27
weiblich	kg/m^2:	_____	26
Blutdruck	mmHg:	_____	135/85
Blutzucker nüchtern	mg/dl:	_____	140
nach dem Essen	mg/dl:	_____	180
Urinzucker	%:	_____	0,5
HbA$_1$	%:	_____	9,5
HbA$_{1c}$	%:	_____	7,5

Jahresziele

Fußinspektion   ja ☐   nein ☐

Gesamtcholesterin	mg/dl:	_____	250
HDL-Cholesterin	mg/dl:	_____	35
Nüchtern-Triglyzeride	mg/dl:	_____	200
Periphere Neuropathie		_____	
Autonome Neuropathie		_____	
Augenbefund		_____	

FUSSINSPEKTION DURCH PATIENT UND ARZT

Ein Diabetiker muß täglich seine Füße auf Veränderungen hin betrachten, vor allem auch die Zehenzwischenräume und die Fußsohle. Jegliche Verletzungen, Risse, Rötungen, Fußpilz, Hühneraugen, Hornhautschwielen oder eingewachsene Zehennägel sind dem Arzt zu zeigen.
Mindestens einmal jährlich sollte eine Fußinspektion durch den Arzt erfolgen. Sie dient dem Ausschluß einer arteriellen Verschlußkrankheit, überprüft mit Tip-Therm das Kalt-/Warmempfinden und mit der kalibrierten Stimmgabel das Vibrationsempfinden der Füße.
Die Fußinspektion durch meinen behandelnden Arzt erfolgte am ....
Die nächste ärztliche Fußinspektion, sofern keine außergewöhnlichen Vorkommnisse vorliegen, erfolgt im Monat ....

Arztstempel und Unterschrift:

Ambulantes Wundheilungszentrum	Wundheilungstelefon 02 11-59 21 27 HFI e. V. Postfach 2 45 Postfach 11 13 22 10123 Berlin 40513 Düsseldorf E-mail: hfi@compliance.d.shuttle.de www.d.shuttle.de/compliance

© 1998 HFI e. V.

Handlungsleitlinie für die ambulante Behandlung des Dekubitalulkus

Inhalt

1 Therapieziel

Therapieziel ist die optimale Patientenzufriedenheit unter den Bedingungen wirtschaftlichen Handelns. Dieses Ziel wird erreicht durch die anatomische und funktionelle Wiederherstellung der nach Alter, Geschlecht und allgemeinem Gesundheitszustand zu erwartenden körperlichen Regelhaftigkeit, und damit des langfristigen Verschlusses des Dekubitalulkus – ICD 10 L 89 –. Die Wiederherstellung der Mobilität oder Teilmobilität ist handlungsleitend. Wesentlicher Bestandteil zur Erreichung des Therapieziels ist die kommunikative Anleitung des Patienten zur Selbststeuerung seines geistigen und emotionalen Zustandes. Grundlage ist ein mit dem Patienten abzustimmender Behandlungsplan, der auch das in Teilziele gegliederte Therapieziel definiert. Der Behandlungsplan enthält die durch den Arzt und die nichtärztlichen Mitarbeiter notwendigen Behandlungsleistungen mit der jeweils zugeordneten notwendigen Mitarbeit des Patienten.

2 Diagnostik

Tabelle 1:	Diagnostik Hausbesuch/Arztpraxis		

Ärztliches Gespräch:
Einschätzung der Schwere der
Krankheit durch den Patienten

Vorerkrankungen, Familie, persönlich

Ulkusalter	unter	2 Wochen ☐	Rezidivulkus ☐
	mehr als	2 Wochen ☐	1. Ulkus Jahr: …

Bisherige Behandlung

Bisherige Diagnostik

Ulkusklassifikation	Grad I	epidermal, dermal	☐
Inspektion	Grad II	subkutan	☐
Palpation	Grad III	subkutan mit Faszien und	
Sondierung		Muskeln	☐
	Grad IV	subkutan mit Sehnen,	
		Knochen, Gelenken	☐
	Grad V	Untermination, Taschen,	
		Fisteln	☐

Ulkusgröße	Größte senkrecht aufeinander stehende
	∅ in cm

Ulkus-Lokalisation	Hinterhauptknochen ☐	Ferse ☐
	Schulterblatt ☐	Ohrmuschel ☐
	Brustbein ☐	Schulter ☐
	Kreuz- und Steißbein ☐	Gr. Rollhügel ☐
	Sitzbein ☐	Knöchel ☐
	Kniescheibe ☐	

Blutdruck	mmHg

Infektionsstatus	Überwärmung	(calor)	☐
	Rötung	(rubor)	☐
	Schwellung	(tumor)	☐
	Schmerz	(dolor)	☐

C-Reaktives Protein
Blutbild

Wundabstrich

Schmerzbefund	Akut, nicht zyklisch	☐
	Akut, zyklisch	☐
	Chronisch	☐

Blutzucker nüchtern	mg/dl

Blutzucker postprandial	mg/dl

Urinstatus

Erweiterte Diagnostik
- Röntgennativaufnahme,
- Röntgenologische Fisteldarstellung,
- Magnetresonanztomographie: Ausdehnung von Weichteilnekrosen, Osteomyelitis.

Allgemeines

Als Dekubitus werden Läsionen bezeichnet, die als Folge von lange anhaltendem Druck auf das Gewebe entstehen. Dekubitusgefährdet sind Patienten mit eingeschränkter Mobilität, sei es aufgrund von Lähmung, Bewußtseinsstörung, Kachexie und hohem Lebensalter oder posttraumatisch bzw. postoperativ. Ein erhöhtes Risiko tragen Patienten mit *herabgesetzter Sensibilität* aufgrund einer Polyneuropathie (z. B. beim Diabetes mellitus) oder einer Erkrankung des Zentralnervensystems (z. B. multiple Sklerose). Prädilektionsstellen sind hyp- oder anästhetische Areale, besonders an *Knochenprominenzen*. Sowohl permanenter *Druck* als auch *Reibung* und *Scherkräfte* gegen einen festen Widerstand werden als ursächlich für die Kompression der versorgenden Kapillaren in Haut, Subkutis und Muskel mit konsekutiver Minderdurchblutung diskutiert, wobei es einen gegenseitigen *Zusammenhang* zwischen *Druck und Zeit* zu geben scheint. Toxische Stoffwechselprodukte (Milchsäure, Kohlendioxyd, Pyruvate) werden durch die *anaerobe Stoffwechselsituation* angehäuft. Es folgen *Ödembildung* und *zelluläre Infiltration* durch erhöhte Kapillarpermeabilität und Gefäßdilatation der Arteriolen und Venolen, die auf dem Wege einer *Shuntbildung* durch Steal-Effekte die nutritive Zirkulation beeinträchtigen. Ischämie und Nekrosen sind die Folge.

Während der physiologische kapilläre Druck in der Haut bei etwa 32 mmHg liegt, werden über *Knochenprominenzen immobilisierter Patienten* mehr als doppelt so hohe Drücke gemessen, die transkutane Sauerstoffspannung sinkt auf Null. Erste histomorphologische Veränderungen der Haut lassen sich bereits nach einer Stunde bei einem Druck von 60 mmHg nachweisen. Zusätzlich scheint *persistierende Fibrinablagerung* bei kaum vorhandener fibrinolytischer Aktivität aufgrund einer *Sauerstoffdiffusionsbarriere* ein die Wunde unterhaltender Faktor zu sein. Die nur zögerliche Epithelisierung selbst sauber granulierender Dekubitalwunden wird offenbar durch ein *vermindertes Migrationspotential* der ulkusnahen Keratinozyten mit bedingt.

Exogene *Infektionen*, begünstigt durch *Wärme* und *Feuchtigkeit* sowie ein reduzierter Ernährungs- und Allgemeinzustand unterstützen den Krankheitsprozeß.

Lokalbefund

Da Dekubitalulcera oft *nekrotisch-entzündliche Auflagerungen* sowie *unterminierte Wundränder* haben, muß zunächst ein *mechanisches Debridement*, das außer der diagnostischen Funktion zugleich eine therapeutische Maßnahme darstellt, erfolgen. Hierbei gewonnenes nekrotisches Material wird zur Untersuchung auf Erreger und Resistenzprofil asserviert, um die Voraussetzungen für eine *spezifische antibiotische Begleittherapie* zu schaffen. Die *Begrenzung* der Wundhöhle kann dann mit dem Finger und/oder einer Knopfsonde vorsichtig auf Taschen untersucht werden. Besteht der Verdacht auf eine Fistel, so wird diese in einer Röntgen-Fisteldarstellung lokalisiert.

Status des Muskeltonus

Im Hinblick auf unterschiedliche therapeutische Möglichkeiten müssen permanente Lähmungen (Verfügbarkeit von Muskellappen) von Spasmen (Spasmolytika) und Kontrakturen (Teno/Myotonie) unterschieden werden.

Ernährungsstatus

Grundsätzlich ist eine Beurteilung des *körperlichen Allgemeinzustandes* im Hinblick auf *Grunderkrankungen* und substitutionsbedürftige *Ernährungsmangelsituationen* (nachfolgende Checkliste; Haut- und Schleimhautzeichen von Mangelzuständen) indiziert.

Checkliste: Ernährungsstatus

Zahlreiche Untersuchungen belegen den Zusammenhang zwischen Dekubitus und Mangelernährung. Die Feststellung von Ernährungsdefiziten ist daher ein wichtiger Bestandteil der Eingangsuntersuchung des Patienten und sollte zunächst durch die nachstehenden Fragen erfolgen:

Äußerer Eindruck des Ernährungszustandes   gut ☐ schlecht ☐

Was haben Sie in den letzten drei Tagen gegessen
und getrunken?
Bewertung: Ausreichende Ernährung   ja ☐   nein ☐
            Ausreichende Flüssigkeitsaufnahme ja ☐   nein ☐
Liegt eine ungewollte Gewichtsabnahme vor?   ja ☐   nein ☐

Im Falle, daß sich anhand dieser Fragen ein Verdacht auf Mangelernährung ergibt, sollte ein detaillierter Ernährungsstatus erhoben werden.

Ernährungsstatus:

Parameter		Normwert	Ist-Wert
Körpergewichtsindex			
männlich	kg/m^2	27	
weiblich	kg/m^2	26	
Laborwerte:			
Albumin	g/l	35,2–50,4	
	rel. %	60,6–68,6	
Transferrin	g/l	2,0–3,7	
Lymphozyten	G/l	1,5–4	
	%	20–50	
Hydrationsstatus			
Eindruck: gut ☐	schlecht ☐	24-Stunden-Flüssigkeitsaufnahme: ... ml	
		Flüssigkeitsabgabe: ... ml	

Ein Verdacht auf Vitamin-/Spurenelementmangel sollte durch Laborwerte abgesichert werden.

Bei bestätigter Mangelernährung ist eine gezielte Intervention in Form einer Ernährungstherapie angezeigt.

Geräteausstattung für die ambulante Behandlung:

*   Blutdruckmeßgerät,
*   Wundreinigungs-Set: Skalpell, Pinzette, Knopfsonde, Ringer-Lösung, Einmal-Handschuhe,
*   Labor-Set: Wundabstrichröhrchen/Kulturmedium, Biopsiestanze, Vacutainer für Blutabnahmen,
*   Handdusche/Whirlpool.

3 Symptomatische und prognostische Indikation

3.1 Symptomatische Indikation

Die symptomatische Indikation benennt den Grund zur Anwendung eines bestimmten therapeutischen Verfahrens in einem Krankheitsfall mit dem Ziel, einen optimalen Heilerfolg zu erreichen. Die symptomatische Indikation hat die exakte Diagnosestellung und die Kenntnis der ursächlichen Pathomechanismen zur Grundlage.

3.2 Prognostische Indikation

Die prognostische Indikation wägt Nutzen und Risiken, Aufwand und Erfolg des gewählten therapeutischen Verfahrens ab. Die individuelle Fallkonstellation wird durch die Patienten-Compliance, den körperlichen, geistigen und emotionalen Zustand, die soziale Einbindung in Familie, Bekanntenkreis und die Wohnverhältnisse sowie die Funktionsfähigkeit im Beruf und Alltag des Patienten bestimmt.

Es wird ein Behandlungsplan mit in Teilziele gegliedertem Therapieziel erstellt. Die notwendige Mitwirkung des Patienten wird den Teilzielen zugeordnet. Alternative Ziele des Behandlungsplans sind:

- Erhaltung/Wiederherstellung der Arbeitsfähigkeit,
- Vermeidung der Pflegebedürftigkeit,
- Verbesserung der Lebensqualität,
- Gewinnung von Überlebensjahren.

Die Patientenselbsteinschätzung der Lebensqualität soll in die Besprechung des Behandlungsplans mit dem Patienten einbezogen werden. Eine weitere Patientenselbsteinschätzung der Lebensqualität soll beim Abschluß der Wundbehandlung erfolgen und den Quartals- und Jahreszielen der Tertiärprävention als Grundlage dienen.

Fünf Faktoren beeinflussen die Mitarbeit des Patienten:

- Einschätzung der Schwere der Krankheit durch den Patienten,
- Beurteilung der Wirksamkeit der Behandlung durch den Patienten,
- Dauer der Behandlung und Krankheit,
- Komplexität der Therapie,
- Arzt-Patient-Beziehung.

Entscheidungsdiagramm 1: Dekubitalulkus

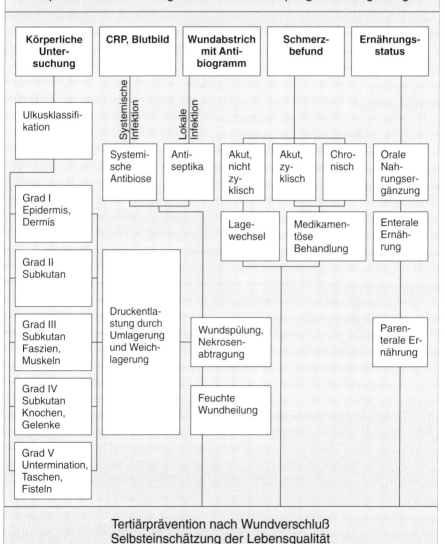

Kommunikative Intervention
Ärztliches Gespräch: Einschätzung der Schwere der Krankheit durch den
Patienten, Selbsteinschätzung der Lebensqualität; Behandlungsplan mit
Therapieziel und Mitwirkung des Patienten und pflegenden Angehörigen

| Körperliche Untersuchung | CRP, Blutbild | Wundabstrich mit Antibiogramm | Schmerzbefund | Ernährungsstatus |

Ulkusklassifikation

Systemische Infektion

Lokale Infektion

Systemische Antibiose

Antiseptika

Akut, nicht zyklisch

Akut, zyklisch

Chronisch

Orale Nahrungsergänzung

Grad I
Epidermis,
Dermis

Lagewechsel

Medikamentöse
Behandlung

Enterale Ernährung

Grad II
Subkutan

Grad III
Subkutan
Faszien,
Muskeln

Druckentlastung durch
Umlagerung
und Weichlagerung

Wundspülung,
Nekrosenabtragung

Parenterale Ernährung

Grad IV
Subkutan
Knochen,
Gelenke

Feuchte
Wundheilung

Grad V
Untermination,
Taschen,
Fisteln

Tertiärprävention nach Wundverschluß
Selbsteinschätzung der Lebensqualität
Kommunikative Intervention

4 Ambulante und stationäre Behandlung

Die Zusammenarbeit von ambulanter Behandlung mit spezifischer Mindestfallzahl und stationärer Behandlung wird von medizinischen und wirtschaftlichen Erfordernissen bestimmt.

Tabelle 2:   Ambulante und stationäre Diagnostik

Diagnostik	Ambulant mit spezifischer Mindestfallzahl	Stationär
Ulkus-Grad, -Größe, -Alter, Lokalisation	Patient ohne/mit Risikofaktoren	
CRP, Blutbild	Patient ohne/mit Risikofaktoren	
Wundabstrich	Patient ohne/mit Risikofaktoren	
Ernährungsstatus	Patient ohne/mit Risikofaktoren	
Stoffwechselstatus	Patient ohne/mit Risikofaktoren	
Schmerzbefund	Patient ohne/mit Risikofaktoren	
Erweiterte Diagnostik	Ambulant mit spezifischer Mindestfallzahl	Stationär
Röntgennativaufnahme	Patient ohne/mit Risikofaktoren	
Röntgenologische Fisteldarstellung	Patient ohne/mit Risikofaktoren	
Magnetresonanztomographie	Patient ohne/mit Risikofaktoren	

Als Risikofaktoren gelten massives Infektstadium oder Abszedierung, Ernährungsmangelzustände und neurologische Erkrankungen.

Bei jungen Patienten mit sehr großen, tiefen Dekubitalgeschwüren kann zu Beginn oder im Verlauf die plastische Deckung durch myokutane Lappen die Therapie der Wahl sein, die eine Einweisung ins Krankenhaus erforderlich macht.

Tabelle 3:   Ambulante und stationäre Therapie

Therapie	Ambulant mit spezifischer Mindestfallzahl	Stationär
Druckentlastung Wundreinigung Nekrosenabtragung Feuchte Wundheilung	Patient ohne/mit Risikofaktoren	
Großflächige Nekrosektomie Sequestrektomie		Patient ohne/mit Risikofaktoren
Plastische Deckung z. B. myokutane Lappen		Patient ohne/mit Risikofaktoren

5 Lokale und systemische Therapie

In der Therapie des Dekubitalulkus ist die lokale und systemische Therapie zu unterscheiden. Die lokale Therapie umfaßt die Druckentlastung, die Wundreinigung und Nekrosenentfernung sowie die Förderung von Granulation und Epithelisierung durch interaktive Wundverbände.
In der systemischen Behandlung werden die biomedizinische Intervention mit systemischer Antibiose, Ernährungs- und Schmerztherapie und die kommunikative Intervention unterschieden.

Tabelle 4:   Ambulante Therapie des Dekubitus

Lokale Therapie	Systemische Therapie
Druckentlastung	Kommunikative Intervention
Wundreinigung	Systemische Antibiose bei Infekten
Feuchte Wundheilung	Ernährungstherapie
	Schmerztherapie

5.1 Lokale Therapie des Dekubitus

5.1.1 Druckentlastung

Am Beginn jeder lokalen Therapie steht die Druckentlastung des Dekubitalulkus, um die Blutversorgung wiederherzustellen. Regelmäßige Umlagerung ist die wirksamste Therapiemaßnahme und kann mit einfachen Hilfsmitteln wie einem Kopfkissen oder zusammengerolltem Handtuch angewendet werden. Bei oberflächlichen (epidermal, dermal) Ulzera kann zunächst auf einer Normalmatratze gelagert werden. Die Selbständigkeit des Patienten muß durch die Lagerung gefördert werden, es muß soviel Körperoberfläche wie möglich aufliegen und eine korrekte Hüftabknickung gewährleistet sein.
Zur lokalen Dekubitustherapie subkutaner Ulzera ist der Einsatz therapeutischer Lagerungssysteme angemessen.

Tabelle 5:   Lagerungspositionen

Umlagerung grundsätzlich alle 2 Stunden	
Ulkus im Sakralbereich, Trochanter, Sitzbein	30° Schräglagerung links oder rechts
Wundreinigung und Verbandswechsel	135° Lagerung

Entscheidungsdiagramm 2: Druckentlastung in Homecare

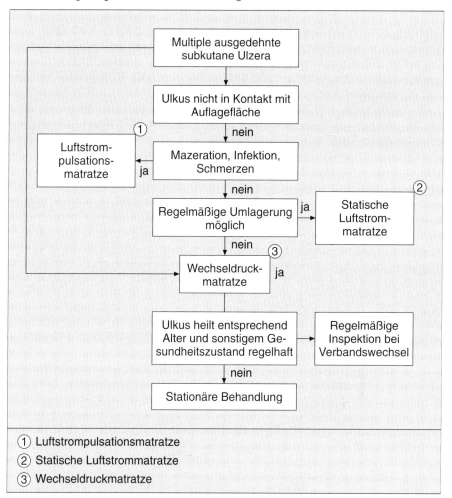

① Luftstrompulsationsmatratze
② Statische Luftstrommatratze
③ Wechseldruckmatratze

5.1.2 Wundreinigung

Die Tiefenausdehnung des abgestorbenen Gewebes ist neben Beschaffenheit, Menge und Lokalisation sowie dem Allgemeinzustand des Patienten ausschlaggebend für das Vorgehen beim Debridement. Es muß zwischen der Entfernung von oberflächlichem, also epidermalem oder dermalem, und tiefer liegendem, subkutanem abgestorbenem Zellgewebe differenziert werden. Dies ist einerseits für die Wahl des Verfahrens und die Beurteilung der Delegationsfähigkeit von Bedeutung. Die Abtragung epidermaler und dermaler Nekrosen kann an

Krankenpflegekräfte mit besonderem Befähigungsnachweis delegiert werden, das subkutane Debridement muß in ärztlicher Hand liegen.

Ein Debridement kann *autolytisch*, *mechanisch* oder *enzymatisch* erfolgen. Autolytisch werden Beläge bei der Wundversorgung mit interaktiven Verbänden gelöst. Beim mechanischen Debridement werden mit dem Skalpell insbesondere feste, zähe Nekrosen und Beläge entfernt. Die Kollagenase hat den Vorrang vor anderen enzymatischen Behandlungen.

Zum oberflächlichen Debridement können alle drei Methoden eingesetzt werden, die Entfernung tiefer Nekrosen sollte, schon um das Infektionsrisiko zu mindern, mechanisch durchgeführt werden.

Das *mechanische Debridement* hat gründlich, aber unter Schonung des gesunden Gewebes zu erfolgen. Es stellt eine diagnostische und therapeutische Maßnahme zugleich dar, da nekrotisches, devitalisiertes Gewebe ein günstiges Milieu für Bakterien oder Pilze darstellt und eine Granulation der Wunde behindert.

Das Debridement erfolgt mit dem Skalpell. Der Vorteil eines mechanischen Debridements liegt in dem sofortigen Wirkeintritt und einer schnellen Infektionsrisikobekämpfung.

Die Wundspülung erfolgt mit Leitungswasser durch Handdusche/Whirlpool, mit Kochsalzlösung oder Ringerlösung.

Gängige Desinfektionsmittel sind aufgrund ihrer zytotoxischen, systemischen und schmerzhaften Nebenwirkungen für die Lokalbehandlung nicht geeignet.

Tabelle 6: Vor- und Nachteile verschiedener Debridement-Techniken

	Autolytisch		Mechanisch		Enzymatisch	
	Vorteil	Nachteil	Vorteil	Nachteil	Vorteil	Nachteil
Schmerzen	selten			häufig schmerzhaft	selten	
Nebeneffekte		Geruchsbildung, Mazeration möglich		iatrogene Verletzung möglich		Mazeration möglich
Wirkeintritt		verzögert	schnell, effektiv			verzögert
Sensibilisierung	selten		keine		selten	
Qualifikation	üblich			besonders	üblich	
Kosten	günstig		günstig			hoch

5.1.3 Feuchte Wundheilung

Interaktive Wundverbände sind wirkstofffreie Medizinprodukte, die ein feuchtes Wundmilieu aufrechterhalten können, ohne daß es zu einer Gewebemazeration der umliegenden Haut kommt. Besondere hochresorptive Polymere nehmen das Exsudat auf und regulieren interaktiv die Feuchtigkeitsverhältnisse in der Wunde. Zu den interaktiven Wundverbänden gehören z. B. Alginat-, Hydrogel-, Hydrokolloid-, Weichschaum- und Folienverbände im engeren Sinn sowie Aktivkohleverbände im weiteren Sinn.

Die feuchten Wundverhältnisse ermöglichen im Vergleich zur offenen, austrocknenden Wunde ein leichtes „Wandern" der frischen Epithelzellen. Durch die thermische Isolation wird das Zellwachstum positiv beeinflußt. Außerdem fördert die gewünschte, durch die feuchten Wundverhältnisse hervorgerufene Hypoxie im Bereich der Wundoberfläche die Angiogenese.

Selbsthaftende Verbände sollen die Wundränder 2–3 cm überragen, so daß die Ränder an der umgebenden intakten Haut anliegen. Nicht selbsthaftende Verbände werden der Wunde so angepaßt, daß sie diese locker ausfüllen. Tiefere Wundhöhlen können z. B. mit hydrokolloidalem Puder oder hydrokolloidaler Paste, einem Hydrogel oder einem drapierfähigen Kalziumalginat- oder Weichschaumverband ausgefüllt werden. Der nach außen abschließende Verband kann dann mit einem selbsthaftenden Verband erfolgen. Bei Problemzonen bzw. nicht selbsthaftenden Verbänden kann die Fixierung auch mit einem Haut-Schutzfilm unterstützt werden. In jedem Fall soll der Wundverband der Wundfläche anliegen.

Verbandswechsel während der Exsudationsphase

Der Verband wird während der Exsudationsphase täglich oder sogar mehrmals täglich gewechselt, da das Ausmaß der Exsudation zu Beginn oft erheblich ist. Bei epidermalen Dekubiti können plane interaktive Verbände verwendet werden, während sich bei tieferen Defekten und Wundhöhlen drapierfähige Materialien anbieten. Da interaktive Wundverbände das Wundexsudat aufsaugen, kann die umgebende Haut durch darin enthaltene proteolytische Enzyme nicht geschädigt werden. Es darf aber nicht so lange gewartet werden, daß die Aufnahmekapazität des Verbandes überschritten wird. Bei Hydrokolloidverbänden bildet sich als Zeichen der Notwendigkeit eines Verbandswechsels eine Flüssigkeitsblase; nach dem Freilegen der Wunde ist diese mit einem gelblichen Gel ausgefüllt, dessen Beschaffenheit und Geruch putride sind; es handelt sich dabei nicht um eine Wundinfektion, sondern um Bestandteile des Verbandes in Verbindung mit aufgenommenem Exsudat. Bei Hydrogel-, Alginat- und Weichschaumverbänden wird das Exsudat ohne Gelbildung aufgesaugt. Die Entfernung des Wundverbandes ist in der Regel atraumatisch und für den Patienten schmerzlos, sollte ein Verband doch einmal an der Wunde haften, so kann er unter Spülung mit Leitungswasser durch eine kurze Dusche, mit Kochsalz-

oder Ringerlösung gelöst werden. Die Wunde wird dann in gleicher Weise gespült. Gel oder locker aufliegende Beläge lassen sich so meist ausreichend entfernen, bei fester haftendem, nekrotischem Material sollte ein mechanisches
Debridement erfolgen. Alternativ besteht die Möglichkeit eines enzymatischen
Debridements. Vor Aufbringung eines frischen interaktiven Wundverbands
sollten die Wundränder mit einem trockenen, sterilen Tupfer abgetupft werden.

Granulation
Als proliferative Phase wird die zunehmende Ausbildung von Granulationsgewebe bezeichnet. Exsudate während der Granulation sind durch Wundspülung leicht zu entfernen. Es genügt jetzt, wenn der interaktive Wundverband
durchschnittlich *dreimal wöchentlich* gewechselt wird, z. B. zweimal zu Hause
und einmal in der Vertragsarztpraxis, wo ein Debridement erfolgen kann.
Hypergranulationen bedürfen keiner hemmenden Therapie.

Epithelisierung
Der Verbleib eines interaktiven Wundverbandes kann in der Epithelisierungsphase auf bis zu sieben Tage gesteigert werden. Es tritt dann kaum noch Exsudation auf, andererseits wird das frisch entstehende Epithel im feuchten Milieu
geschützt und trocknet nicht aus. Die Epithelisierung erfolgt je nach Alter,
Grunderkrankung und konsequenter Einhaltung der Therapie in unterschiedlicher Geschwindigkeit. Wenn man den Eindruck hat, daß der granulierte Ulkusgrund zentral fibrotisch-anerg wird, kann eine Anfrischung der Wunde durch
vorsichtige Kürettage hilfreich sein.

Schnittstelle Arzt/Pflegepersonal/Angehörige
Zu Beginn sind tägliche Vorstellungen beim behandelnden Arzt zum Debridement und zur Infektionskontrolle indiziert. Es können aber im Hinblick auf spä-
tere längere Intervalle Verwandte, Bekannte oder die häusliche Krankenpflege,
die mit den zur Druckentlastung notwendigen Umlagerungstechniken vertraut
sein müssen, in den vom Prinzip her gleichbleibenden Verbandswechsel einge-
wiesen werden. Bei der Gewährleistung einer *konsequenten, sachgemäßen Umlagerung* sind eine *lückenlose Organisation* und eine reibungslose *Zusammenarbeit von Arzt, professionellen und Laien-Pflegekräften* von elementarer
Bedeutung. Die Realisierung der lückenlosen Umlagerung und Pflege im ambulanten Bereich erfordert allerdings eine oder mehrere körperlich kräftige Be-
zugspersonen, die sich ständig um den Patienten kümmern können.

5.2 Systemische Therapie

5.2.1 Biomedizinische und kommunikative Intervention

Durchschnittlich hat jeder Arzt 10 000 Patienten-Kontakte im Jahr. Die in der Arzt-Patient-Begegnung vollzogene kommunikative Intervention zur kognitiven und emotionalen Selbststeuerung des Patienten ist die notwendige Ergänzung zur biomedizinischen Intervention.
Die kommunikative Intervention erfolgt in vier Schritten:
• mit dem Patienten Kontakt aufnehmen,
• dem Patienten mit Empathie begegnen,
• den Patienten aufklären und schulen,
• die Mitarbeit des Patienten fördern.

Als Grundregeln gelten:
• Die Wirklichkeit des Patienten ist ein Konstrukt seines Gehirns. Sie ist von der Wirklichkeit des Arztes unterschieden.
• Der Arzt muß deshalb fortwährend übersetzen, verbinden und fokussieren.
• Empathie heißt, Gefühle des Patienten wahrnehmen, Pausen zur Reflektion der Situation einlegen, das nach Meinung des Arztes vorhandene Gefühl benennen, dem Patienten mitteilen, daß diese Gefühle verstanden und nachempfunden werden können, daß diese Gefühle respektiert werden und Unterstützung und Partnerschaft angeboten werden.
• Aufklärung und Schulung erreichen den Patienten nur dann, wenn das Wahrgenommene als hinreichend neu und wichtig, das heißt für Leben und Überleben relevant, bewertet wird.
• Auf die Mitarbeit des Patienten haben Alter, Geschlecht, Beruf, Familienstand oder Persönlichkeitsmerkmale keinen Einfluß. Der Patient hat ein Krankheitskonzept, das ihm erklärt, was mit seiner Gesundheit geschieht.
• Im Gespräch über das Krankheitskonzept des Patienten ist ein einfacher Therapieplan einschließlich der Mitwirkung des Patienten zu entwickeln.

5.2.2 Septisches und aseptisches Ulkus

Es können sich unter geschlossenen Nekrosekappen Ansammlungen von Wundsekreten und Pus verbergen, die durch den Okklusiveffekt ideale Bedingungen für Entstehung, Ausbreitung und Generalisation von Infektionen schaffen.
Antibiogramm- und Resistenzbestimmung aus Wundabstrichen und Blut sind zu Behandlungsbeginn im Rahmen der Statuserhebung, bei gegebener Lokal- und Systeminfektionssymptomatik jederzeit sowie bei immunsupprimierten Pa-

tienten regelmäßig durchzuführen. Beimpfte aerobe und anaerobe Nährmedien können dazu in Speziallabors geschickt werden. Bei Verdacht auf eine Sepsis müssen Blutkulturen während eines Fieberschubes entnommen werden.

Vollständiges Debridement nekrotischen Materials, Gewährleistung eines suffizienten *Sekretabflusses* und *Druckentlastung* sind neben der *spezifischen systemischen Antibiose* bei ausgedehnten Infektionen Eckpfeiler der Ulkusbehandlung.

Die sogenannte Normalflora, aber auch pathogene Mikroorganismen kolonisieren Haut und Schleimhäute, ohne ins Gewebe einzudringen oder eine Reaktion des Makroorganismus hervorzurufen. Bei allen offenen Wunden kommt es zu einer Sekundärbesiedlung durch Bakterien und gegebenenfalls Pilze. Durch Abstriche diagnostiziert, erfordert dies ohne lokale oder systemische Abwehrreaktionen des Körpers im Normalfall keine Behandlung. Bei Patienten mit einer geschwächten Infektabwehr (z. B. medikamentöse Immunsuppression, hohes Alter, Diabetes mellitus, erworbene Immunschwäche) kann es jedoch zum Eindringen dieser Mikroorganismen in das Gewebe und nachfolgend zu einer Sepsis kommen, weshalb hier eine Keimsanierung bzw. -reduktion auch ohne Infektionsklinik erfolgen sollte.

Es ist jedoch nicht möglich (und nicht notwendig), durch lokale oder systemische Antibiose vollständig keimfreie Wundverhältnisse zu schaffen. Die lokale Instillation antibiotischer Wirkstoffe ist aufgrund der um ein Vielfaches erhöhten Gefahr einer Sensibilisierung oder Resistenzentwicklung bei chronischen Wunden sowie einer raschen Inaktivierung dieser Substanzen nicht zu empfehlen.

Die systemische, keimspezifische Antibiose ist neben dem mechanischen Debridement sowohl bei lokaler als auch systemischer Infektion die Therapie der Wahl. Bis zum Erhalt des Antibiogramms kann die Therapie z. B. mit Clindamycin und Metronidazol eingeleitet werden. Lokal sollte nach dem Eröffnen von Abszessen bzw. mechanischen Debridements lediglich eine Spülung mit Kochsalz- oder Ringerlösung erfolgen. Die Verwendung von Antiseptika bringt keine weiteren Vorteile.

Bei Vorliegen einer Wundinfektion sollen Alginatverbände/-tamponaden und geruchs- und bakterien-absorbierende Aktivkohleverbände eingesetzt werden.

Tabelle 7: Infektion

Klinik		Therapie
Lokal:	Pus Calor, Rubor, Tumor, Dolor	Debridement, Sekretabfluß, Wundspülung mit NaCl oder Ringerlösung, Druckentlastung; systemisch Antibiotika
Systemisch:	Fieber, Leukozytose	Immer systemische Antibiose, bis zum Vorliegen des Resistogramms z. B. Clindamycin plus Metronidazol; zusätzlich wie bei lokaler Infektion

5.2.3 Ernährungstherapie

Für die Ernährungstherapie gelten vier Regeln:
* Angemessene Nahrungszufuhr sichern,
* Ernährungsstatus erheben,
* Anleitung zu erhöhter Nährstoffaufnahme bzw. Supplementierung,
* Vitamin-, Mineralstoff- und Spurenelemente-Defizite feststellen und ausgleichen.

Alle Schritte im Wundheilungsprozeß erfordern eine Vielzahl von Synthesen und energieverbrauchenden Reaktionen. Verzögerte Wundheilung kann eine Folge spezifischer Nährstoffdefizite sein. Neben einer ausreichenden Energieversorgung durch Kohlenhydrate und Fett sind insbesondere Eiweiß, Vitamin C, Vitamin A und Zink von herausragender Bedeutung für den Aufbau neuen Gewebes.

Das frühe Erheben des Ernährungsstatus und gezielte Intervention in Form von oraler Supplementierung, enteraler oder parenteraler Ernährung können dazu beitragen, den notwendigen Nährstoffbedarf zu decken und die Wundheilungsprozesse zu optimieren.

Die Ernährungstherapie soll als schriftliche ärztliche Verordnung dem Patienten übergeben werden.

5.2.4 Therapie akuter und chronischer Schmerzen

Erfahrungsgemäß führt die Anwendung interaktiver Wundverbände bei Dekubitalgeschwüren bereits zu einer Schmerzlinderung. Klagt der Patient dennoch über Schmerzen, so können diese je nach Ausprägung einer analgetischen Behandlung zugeführt werden.

Es gibt drei Modalitäten von Wundschmerzen: Nicht zyklische akute Wundschmerzen sind eine einzelne Episode akuter Wundschmerzen (z. B. Herausziehen einer Drainagesonde). Zyklische akute Wundschmerzen sind Wundschmerzen, die aufgrund wiederholter Behandlung und Eingriffe wiederkehren (z. B. tägliche Wundtoilette). Chronische Wundschmerzen dagegen sind permanente Schmerzen, die unabhängig davon auftreten, ob die Wunde manipuliert wird.

5.2.4.1 Schmerzen mit Leit- und Warnfunktion

Der Schmerz des Dekubiskranken ist entsprechend den verschiedenen Schweregraden unterschiedlich zu bewerten.

Beim Grad I und II Dekubitus ist der Schmerz in der Regel gut lokalisierbar und muß als nützliches Warnsignal angesehen werden. Der Patient kann den

Entscheidungsdiagramm 3: Nahrungsaufnahme

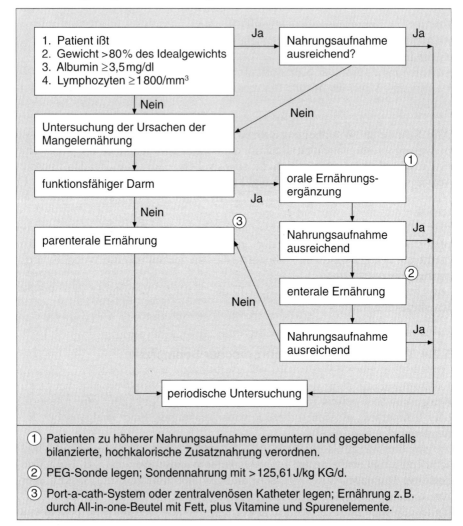

① Patienten zu höherer Nahrungsaufnahme ermuntern und gegebenenfalls bilanzierte, hochkalorische Zusatznahrung verordnen.

② PEG-Sonde legen; Sondennahrung mit >125,61 J/kg KG/d.

③ Port-a-cath-System oder zentralvenösen Katheter legen; Ernährung z.B. durch All-in-one-Beutel mit Fett, plus Vitamine und Spurenelemente.

Schmerzzustand selbst beenden, wenn er seine Lage ändert. Weil der Lagewechsel eine adäquate Reaktion ist, darf der Schmerz nicht durch Analgetika oder Tranquilizer gedämpft werden.

Abgeschwächte oder fehlende Schmerzempfindung bei Neuropathie ist möglich, bei spinalen Prozessen (z. B. Querschnittssyndrom) die Regel. Wärmeerzeugende Therapien (z. B. Kurzwelle) sind deshalb nur unter sorgfältiger

Kontrolle durchzuführen, Verbrennungen der Haut wurden mehrfach beschrieben.

5.2.4.2 Chronische Schmerzen mit selbständigem Krankheitswert

Das Erleiden chronischer Wundschmerzen ist definiert als das komplexe, subjektive Phänomen extremer anhaltender Beschwerden, die man als Antwort auf eine Verletzung der Haut/Unterhaut oder tieferliegender Gewebe empfindet. Bei der Gewebeschädigung „Dekubitus" werden Nervenfasern durch den Gewebsdefekt selbst sowie durch freigesetzte schädigende chemische Substanzen zerstört. Bei der Regeneration dieser geschädigten peripheren Nerven entsteht ein primitives überempfindliches Nervengewebe. Das neuentstehende Nervengewebe kann Schmerzen z. B. durch Verbandswechsel mit ungeeigneten konventionellen Verbänden verursachen. Durch die Freisetzung von bakteriellen Enzymen bei einer Infektion können die freien Nervenendigungen gereizt werden. Ein Fortschreiten der Infektion bis in das Knochengewebe kann starke Schmerzen verursachen. Zusätzlich können mechanisches Debridement, Versuche, Kontrakturen zu korrigieren und Muskelspasmen mit erheblichen Schmerzen in der Ulkusregion einhergehen. Die Beschwerden durch Spastik bei rückenmarkverletzten Patienten können durch eine unsachgerechte Behandlung von Dekubitalulcera verschlimmert werden.

Die Therapie der Dekubitusschmerzen erfordert eine Kombination aus Physiotherapie, Medikation und lokaler Wundbehandlung.

Die medikamentöse Behandlung akuter und chronischer Schmerzen basiert auf dem „analgesic dosing ladder"-Konzept der WHO. Diesem Schema zufolge sind als erstes Nichtopiatanalgetika einzusetzen und danach zunehmend stärkere Medikationen (Opiate), gegebenenfalls unter Einsatz von Zusatzmedikationen.

Die von der *t*ranskutanen *e*lektrischen *N*erven*s*timulation (TENS) ausgehende leichte elektrische Reizung stimuliert selektiv großkalibrige markhaltige Fasern, welche dann Impulse ins Rückenmark weiterleiten, die Schmerzleitungszellen zweiter Ordnung im Hinterhorn hemmen. Von entscheidender Bedeutung ist, daß sich die Pflegeperson mit den verschiedenen Geräten, den korrekten Anlegestellen für die Elektroden und der Regulation von Intensität und Frequenz auskennt.

Die Implantation von Morphiumpumpe und Rückenmarksstimulation sind weitere Verfahren zur Behandlung unbeeinflußbarer chronischer Schmerzen oder beim Versagen anderer Methoden.

5.3 Medizinprodukte- und Arzneimittel-Verordnungen

Die Verordnungen der Medizinprodukte und Arzneimittel erfolgen nach medizinischen und wirtschaftlichen Erfordernissen.

5.3.1 Medizinprodukte

Interaktive Wundverbände
Qualitätskriterien interaktiver Verbände:
* Autolytisches Debridement mit Absorption des Wundexsudats,
* Feuchtes Klima zur Zell-Migration, -Proliferation und -Differenzierung sowie Neovaskularisation,
* Thermische Isolierung und Temperaturstabilisierung,
* Infektionsschutz durch Undurchlässigkeit für Mikroorganismen von außen,
* Keine Abgabe von Fasern und Fremdstoffen,
* Atraumatische Entfernung,
* Geringes allergisierendes Potential,
* Einfache, zeit- und kostensparende Handhabung.

Allgemein ist der Einsatz verschiedener interaktiver Verbände in zahlreichen Varianten im Laufe der Wundheilungsphasen möglich und unterliegt keinem starren Schema. Zunehmend werden Mischformen von Verbänden angeboten; z. B. Weichschaum- und Hydrogelverband oder Hydrokolloid- und Alginatverband kombiniert.

Tabelle 8:   Interaktive Wundverbände und deren phasengerechter Einsatz

Alginat-verbände	Hydrogel-verbände	Hydro-kolloid-verbände	Weich-schaum-verbände	Filme/Folien-verbände	Aktiv-kohle-verbände
Exsudation Infizierte Wunde	Exsudation Granula-tion	Exsudation Granula-tion, Epithe-lisierung	Exsudation Granula-tion	Epithelisie-rung	Geruchs-hemmend, infizierte Wunde
Wund-verband Tamponade	Wund-verband Gel	Wund-verband Paste, Puder	Wund-verband	Wund-verband	Wund-verband

Liegehilfen zur Be- und Nachbehandlung
* Schaumstoffmatratzen zur Entlastung des Sakralbereichs,
* Wechseldruckmatratzen,
* Statische und dynamische Luftstrommatratzen.

Schmerztherapiegeräte TENS

Morphiumpumpe

5.3.2 Arzneimittel

Antibiotika

Nichtopiatanalgetika
* NSAR (z. B. Aspirin, Paracetamol),
* Muskelrelaxantien, trizyklische Antidepressiva, Antiepileptika, Antihistaminika, Koffein (Zusatzmedikamente).

Die Dosierung erfolgt nach einem festgelegten Zeitplan unter Berücksichtigung eines konstanten Blutspiegels, der Nebenwirkungen und Kontraindikationen.

Opioidanalgetika
Opioidpräparate sind in milden bis sehr starken Potenzen erhältlich, und dies in oraler, transdermaler, sublingualer und parenteraler Form.

6 Tertiär- und Primärprävention

Tertiärprävention bezeichnet alle Maßnahmen, die nach erfolgreichem Abschluß der Wundbehandlung zur dauerhaften Sicherung des Heilerfolgs und damit zur Vermeidung eines Rezidivs geboten sind. Sie entsprechen im wesentlichen der Primärprävention, die als Ziel die Feststellung und mögliche Ausschaltung der Risikofaktoren für die Entstehung der Krankheit, im Fall der sekundär heilenden Wunde der Grunderkrankung, hat (WHO-Definition).

6.1 Risikofaktoren

Lokal	Systemisch
Fehlende Druckentlastung	Immobilität
Mangelnde Druckentlastung	Inkontinenz
Feuchtigkeit	Adipositas
Reibung	Kachexie
Scherkräfte	Querschnittslähmung
Kälte	Apoplexie
Mangelnde Hautpflege	Polyneuropathie
	Verwirrtheit

6.2 Vereinbarte Quartals- und Jahresziele für ärztliche Diagnostik und Patienten-Selbstkontrolle

Die Quartals- und Jahresziele werden individuell mit jedem Patienten vereinbart. Sie richten sich nach Ist-Werten, prognostischer Indikation, allgemeinem metabolischem und körperlichem Zustand sowie Alter.

Vereinbarte Quartalsziele:

Geistiger und emotionaler Status	
Bei Immobilität:	
Druckentlastung überprüft	
Harn- und Stuhlinkontinenzversorgung überprüft	
Rollstuhlfähigkeit überprüft	
Hydrationsstatus Eindruck: gut ☐ schlecht ☐	24-Stunden-Flüssigkeitsaufnahme: … ml

Parameter		Normwert	Ist-Wert	Persönlicher Zielwert
Körpergewichtsindex				
männlich	kg/m^2	27		
weiblich	kg/m^2	26		
Laborwerte:				
Albumin	g/l	35,2–50,4		
	rel.%	60,6–68,6		
Transferrin	g/l	2,0–3,7		
Lymphozyten	G/l	1,5–4		
	%	20–50		
Blutdruck	mmHg	135/85		
Blutzucker				
nüchtern	mg/dl	140		
postprandial	mg/dl	180		

Vereinbarte Jahresziele:

Geistiger und emotionaler Status	
Bei Immobilität:	
Druckentlastung überprüft	
Harn- und Stuhlinkontinenzversorgung überprüft	
Rollstuhlfähigkeit überprüft	
Hydrationsstatus Eindruck: gut ☐ schlecht ☐ 24-Stunden-Flüssigkeitsaufnahme: ... ml	

Parameter		Normwert	Ist-Wert	Persönlicher Zielwert
Körpergewichtsindex				
männlich	kg/m^2	27		
weiblich	kg/m^2	26		
Laborwerte:				
Albumin	g/l	35,2–50,4		
	rel.%	60,6–68,6		
Transferrin	g/l	2,0–3,7		
Lymphozyten	G/l	1,5–4		
	%	20–50		
Blutdruck	mmHg	135/85		
Blutzucker				
nüchtern	mg/dl	140		
postprandial	mg/dl	180		
Ausschluß einer Amyloidose				

7 Dokumentation

7.1 Diagnostik- und Indikations-Dokumentation

Name: .... Vorname: .... Geb.-Datum: ....

Therapiebeginn: ....

Ulkuslokalisation

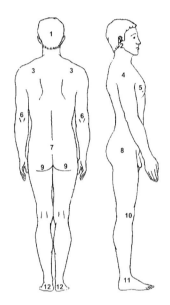

Ulkusklassifikation

Grad	Ulkustiefe	Infektion		
		a	b	c
I	Epidermis, Dermis			
II	Subkutis			
III	Faszien, Muskeln			
IV	Sehnen, Knochen, Gelenke			
V	Untermination, Taschen, Fisteln			

a   keine Infektion
b   lokale Infektion
c   systemische Infektion

Ulkusgröße
Angabe der beiden größten senkrecht aufeinander stehenden Durchmesser
in ... cm

Ulkusalter

unter 2 Wochen ☐   mehr als 2 Wochen ☐

Rezidivulkus   1. Ulkus   Jahr:

Leistung	Delegationsfähigkeit			Datum	Ergebnis	Abrech-nung
	DGR	DEF	DGN			
I. v.-Blutentnahme	×					
Abstrich aus der Tiefe der Wunde und den Wundrändern	×					
Pflegekompetenzen des Patienten und/ oder Angehörigen feststellen	×					

DGR = grundsätzlich delegationsfähig an Krankenpflegekräfte
DEF = im Einzelfall delegationsfähig an Krankenpflegekräfte
DGN = grundsätzlich nicht delegationsfähig an Krankenpflegekräfte

Prognostische Indikation:

. . . .

. . . .

7.2 Therapie-Dokumentation

Leistung	Delegationsfähigkeit			Datum	Ergebnis	Abrech-nung
	DGR	DEF	DGN			
Wundspülung:						
Leitungswasser	×					
Kochsalzlösung	×					
Ringerlösung	×					
Mechanische Nekro-senabtragung:						
epidermal/dermal	×					
subkutan			×			
Verbandswechsel:						
aseptische Wunde	×					
septische Wunde		×				
Schriftlicher Ernäh-rungsplan individuell für den einzelnen Pa-tienten aufgestellt	×					
Legen einer Ernäh-rungssonde:						
transnasal	×					
perkutan			×			
Enterale Ernährung über transnasale oder perkutane Ernäh-rungssonde	×					
Legen eines Zentral-venenkatheters zur parenteralen Ernäh-rung			×			
Implantation eines permanenten Zu-gangs (Port-a-cath-System) zur parente-ralen Ernährung			×			
Parenterale Ernäh-rung mittels Katheter-system (zentralvenös, Port-a-cath-System)		×				
Pflegekompetenzen des Patienten und/oder Angehörigen entwickeln	×					

8 Nachschlagewerke

Zum Beispiel:
Bienstein, Christel et al. (Hrsg.). Dekubitus. Stuttgart, New York 1997
Barrois, B.; Colin, D. et Desjobert, S. L'escarre: Evaluation et Prise en charge. Editions Frison Roche, Paris 1995
Treatment of Pressure Ulcers. Clinical Practice Guideline, Number 15. Ed. U. S. Department of Health and Human Services. Rockville, MD 1994

9 Verzeichnis der Übersichten

Anhang

A Haut- und Schleimhautzeichen für Vitamin- und Mineralstoffmangel

Klinische Zeichen	Mangel
Mundschleimhaut	
Cheilosis, Stomatitis angularis	Vitamin B_2
Glossitis (hochrot, bläulichpurpurfarben)	Vitamin-B-Komplex
Augen	
Veränderungen der Skleren	Vitamin A
Biot's Spots	Vitamin A
Gesicht	
Schuppung/Rötung nasolabial/Augenbrauen, seborrhoe-artig	Zink
Obere Extremität	
Purpura an leicht traumatisierten Arealen (vaskuläre Purpura)	Vitamin C
Transparenz der Haut an den Händen (Zellophan-Haut)	Vitamin C
Abdomen/Gesäß	
Wachsartige, perifollikuläre Hyperkeratosen	Vitamin A
Untere Extremitäten	
Oberflächliche Epidermis-Schuppung	Essentielle Fettsäuren
Hyperkeratotisch-rhagadiforme Hauterscheinungen	
– Pigmentiert – Nicht pigmentiert	Nicotinamid Vitamin A

B Patientenselbsteinschätzung der Lebensqualität (NHP-Test)

Wie würden Sie Ihren derzeitigen Gesundheitszustand beschreiben?

sehr gut ☐   gut ☐   mittelmäßig ☐   schlecht ☐   sehr schlecht ☐

Im folgenden finden Sie eine Liste von Problemen, die man im Alltagsleben haben kann.

Bitte gehen Sie die Liste sorgfältig durch und kreuzen Sie bei jeder Aussage an, ob diese zur Zeit für Sie zutrifft (ja) oder nicht zutrifft (nein).

Bitte beantworten Sie jede Frage.

Wenn Sie nicht sicher sind, ob Sie mit ja oder nein antworten sollen, kreuzen Sie die Antwort an, die am ehesten zutrifft.

	ja	nein
Ich bin andauernd müde.	☐	☐
Ich habe nachts Schmerzen.	☐	☐
Ich fühle mich niedergeschlagen.	☐	☐
Ich habe unerträgliche Schmerzen.	☐	☐
Ich nehme Tabletten, um schlafen zu können.	☐	☐
Ich habe vergessen, wie es ist, Freude zu empfinden.	☐	☐
Ich fühle mich gereizt.	☐	☐
Ich finde es schmerzhaft, meine Körperposition zu verändern.	☐	☐
Ich fühle mich einsam.	☐	☐
Ich kann mich nur innerhalb des Hauses bewegen.	☐	☐
Es fällt mir schwer, mich zu bücken.	☐	☐
Alles strengt mich an.	☐	☐
Ich wache in den frühen Morgenstunden vorzeitig auf.	☐	☐
Ich kann überhaupt nicht gehen.	☐	☐
Es fällt mir schwer, zu anderen Menschen Kontakt aufzunehmen.	☐	☐
Die Tage ziehen sich hin.	☐	☐
Ich habe Schwierigkeiten, Treppen oder Stufen hinauf- und hinunterzugehen.	☐	☐
Es fällt mir schwer, mich zu strecken und nach Gegenständen zu greifen.	☐	☐
Ich habe Schmerzen beim Gehen.	☐	☐
Mir reißt in letzter Zeit oft der Geduldsfaden.	☐	☐
Ich fühle, daß ich niemandem nahestehe.	☐	☐
Ich liege nachts die meiste Zeit wach.	☐	☐
Ich habe das Gefühl, die Kontrolle zu verlieren.	☐	☐
Ich habe Schmerzen, wenn ich stehe.	☐	☐
Es fällt mir schwer, mich selbst anzuziehen.	☐	☐
Meine Energie läßt schnell nach.	☐	☐

Es fällt mir schwer, lange zu stehen
(z. B. am Spülbecken, an der Bushaltestelle).   □   □
Ich habe ständig Schmerzen.   □   □
Ich brauche lange zum Einschlafen.   □   □
Ich habe das Gefühl, für andere Menschen eine Last zu sein.   □   □
Sorgen halten mich nachts wach.   □   □
Ich fühle, daß das Leben nicht lebenswert ist.   □   □
Ich schlafe nachts schlecht.   □   □
Es fällt mir schwer, mit anderen Menschen auszukommen.   □   □
Ich brauche Hilfe, wenn ich mich außer Haus bewegen will
(z. B. einen Stock oder jemanden, der mich stützt).   □   □
Ich habe Schmerzen, wenn ich Treppen/Stufen hinauf-
oder hinabgehe.   □   □
Ich wache deprimiert auf.   □   □
Ich habe Schmerzen, wenn ich sitze.   □   □

Bitte ausfüllen bzw. ankreuzen.

Meine Erkrankung:

Offenes Bein   □
Diabetisches Fußgeschwür   □
Wundliegen   □
Harninkontinenz   □
Ungewollte Gewichtsveränderung   □

Meine Initialen: [|] [   ]   Datum: . . . .

Erarbeitet von:

P. Altmeyer; H. Baumann; H. D. Becker; J. Bock; G. Burg; S. Coerper, J. Daróczy; T. Dassen;
C. Ebel-Bitoun; P. Elsner; M. Flour; X. Fu; S. Ge; J. Hafner; K. Jäger; S. Kanowski;
G. Köveker; T. Krieg; L. Kühnel; D. Lanzius; B. Leipski; U. K. Maganti; S. Meaume;
H. P. Meißner; H. F. Merk; M. Miehe; D. Müller; P. Müller; H. A. M. Neumann; R. Niedner;
H. Partsch; E. Rabe; U. Repschläger; H. Richter; G. Rudofsky; H.-D. Saeger; W. Seifart;
G. B. Stark; W. Sterry; E. Tanczos; L. Teot; R. v. Versen; K.-G. Werner; M. Wladov;
K. Wolff; U. Wollina; J. Zak; U. E. Ziegler

Die Consensus- und Evidenz-basierten Handlungsleitlinien wurden in dem Consensus Meeting Handlungsleitlinien Chronische Wunden und Verbrennungen des 2nd European Tissue Repair Society Symposiums am 21. August 1997 im Universitätsklinikum Freiburg im Breisgau diskutiert und auf dem 7th Annual Meeting der European Tissue Repair Society am 26. August 1997 im Universitätsklinikum Köln präsentiert.
Die Handlungsleitlinien sind Empfehlungen für ärztliches Handeln in charakteristischen Situationen. Sie schildern ausschließlich ärztlich-wissenschaftliche und keine wirtschaftlichen Aspekte. Die Handlungsleitlinien sind für Ärzte unverbindlich und haben weder haftungsbegründende noch haftungsbefreiende Wirkung.

WUNDRATGEBER

WUNDLIEGEN
VERMEIDEN

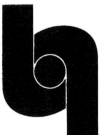

HFI e.V.

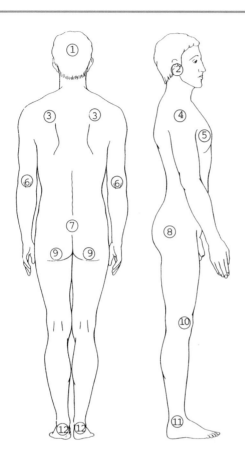

GEFAHRENZONEN FÜR WUNDLIEGEN

Betroffene Körperstelle bitte ankreuzen ☒

1	Hinterhauptknochen	7	Kreuz- und Steißbein
2	Ohrmuschel	8	Großer Rollbügel
3	Schulterblatt	9	Sitzbein
4	Schulter	10	Kniescheibe
5	Brustbein	11	Knöchel
6	Ellenbogen	12	Ferse

PERSÖNLICHE RISIKO-SKALA

Mitwirkungs-bereitschaft	Körperlicher Zustand	Geistiger und emotionaler Zustand	Beweglichkeit	Blasen- und Darmfunktion	Punkt-wert	Risiko-grad
voll	gut	klar	voll	gut		gering
Punktwert 4	Punktwert 4	Punktwert 4	Punktwert 4	Punktwert 4		
wenig	leidlich	teilnahmslos	einge-schränkt	einge-schränkt		
Punktwert 3	Punktwert 3	Punktwert 3	Punktwert 3	Punktwert 3		
teilweise	schlecht	verwirrt	sehr einge-schränkt	sehr einge-schränkt		
Punktwert 2	Punktwert 2	Punktwert 2	Punktwert 2	Punktwert 2		
keine	sehr schlecht	stumpfsinnig	voll einge-schränkt	harn- und stuhlinkonti-nent		
Punktwert 1	Punktwert 1	Punktwert 1	Punktwert 1	Punktwert 1		hoch

Bitte entscheiden Sie sich in jedem der fünf Risikobereiche für einen der vier möglichen Risikograde und tragen Sie den Punktwert in das stark umrandete Kästchen ein. Bitte zählen Sie die fünf eingetragenen Punktwerte zusammen. Legen Sie Ihrem Arzt die Risikotabelle vor, wenn Sie 14 und weniger Punkte feststellen.

Gesamt-Punktwert

Datum: ....

Risiko für Wundliegen bei 14 und weniger Punkten

Name, Vorname des Patienten: ....

Behandelnder Arzt: ....

(Bewertungstabellen der Risiken für Wundliegen gehen auf die englische Kranken-schwester Doreen Norton zurück, die als erste eine Risiko-Skala aufgestellt hat).

MEIN BEHANDLUNGSZIELPROGRAMM

1. Auflagedruck verringern
Ein gesunder Mensch bewegt sich im Schlaf durchschnittlich viermal je Stunde. Wenn diese Druckentlastung der gefährdeten Körperstellen durch Eigenbewegung nicht er-folgt, muß eine zweistündliche Umlagerung des Patienten in Rücken-, 30-Grad-Schräglage oder in Bauchlage vorgenommen werden. Nachts, etwa zwischen 24 und 6 Uhr, darf diese Umlagerung für höchstens sechs Stunden unterbrochen werden.

In allen Fällen, in denen die zweistündliche Umlagerung des Patienten nicht möglich ist, muß eine Lagerung durch eine therapeutische Matratze oder Matratzenauflage erfolgen. Diese Lagerung muß die notwendige Verringerung des Auflagedrucks der gefährdeten Körperstellen gewährleisten.

2. Wundheilung
Die feuchte Wundbehandlung mit interaktiven Verbänden sichert eine optimale Heilung des Wundgeschwürs. Die interaktiven Wundverbände schützen vor weiteren Verletzungen der Haut, halten Bakterien und Pilze fern, lösen und saugen das abgestorbene Gewebe auf und sorgen für ein ideales Klima zur Neubildung der Haut und des Bindegewebes. Sie werden je nach Heilungsfortschritt täglich, dann bis zu einmal wöchentlich schmerzfrei gewechselt. Die Erneuerung des abgestorbenen Gewebes verursacht beim Verbandswechsel vorübergehend einen unangenehmen Geruch.

3. Vorsorge gegen Wundliegen
Nach der Abheilung des Wundgeschwürs muß bei fortdauernder Bettruhe weiterhin die Druckentlastung der gefährdeten Körperstellen sichergestellt werden. Sonst entsteht neues Wundliegen.
Bei längerer Bettruhe ist ein geeignetes Pflegebett zu empfehlen, das auch gemietet werden kann.

ESSEN UND TRINKEN

Das Zellwachstum und die Aufrechterhaltung der Körperfunktionen werden durch Essen und Trinken ermöglicht. Essen und Trinken stehen in enger Wechselbeziehung auch mit dem geistigen und emotionalen Zustand. Krankheit kann Ursache der Hemmung, Übersteigerung oder Fehlsteuerung des Ernährungsverhaltens sein.
Eine ausgewogene, gesunde Nahrung besteht aus: 15 % Eiweiß,
25 % Fett,
55 % Kohlenhydraten.
Gleichzeitig müssen Mineralstoffe und Spurenelemente in der täglichen Nahrung enthalten sein.
Als Trinkmenge werden bis zu drei Liter täglich empfohlen.
Bei einer notwendigen künstlichen Ernährung unterscheidet man
– enterale Ernährung
Ernährung durch Nasensonde oder Magensonde (PEG),
– parenterale Ernährung
Ernährung unter Umgehung des Magen-Darm-Kanals durch intravenöse Infusionslösungen.

Wundheilungstelefon
02 11-59 21 27
HFI e. V.

Postfach 2 45   Postfach 11 13 22
10123 Berlin   40513 Düsseldorf
E-mail: hfi@compliance.d.shuttle.de
www.d.shuttle.de/compliance

© 1998 HFI e. V.

Handlungsleitlinie für die ambulante Behandlung von Verbrennungen 1. und 2. Grades

Inhalt

1 Therapieziel

Therapieziel ist die optimale Patientenzufriedenheit unter der Bedingung wirtschaftlichen Handelns. Das Ziel der raschen primären Wundheilung der erst- und zweitgradigen Verbrennung – ICD 10 T 20-25 – wird mit der anatomischen und funktionellen Wiederherstellung der nach Alter, Geschlecht und sonstigem Gesundheitszustand zu erwartenden körperlichen Regelhaftigkeit, der Restitutio ad integrum, erreicht.

Die Erreichung eines optimalen funktionellen und kosmetischen Ergebnisses ist handlungsleitend.

Bestandteil zur Sicherung des Therapieerfolges ist die kommunikative Anleitung zur Selbststeuerung des geistigen und emotionalen Zustands des Patienten. Grundlage ist ein mit dem Patienten zu vereinbarender Behandlungsplan mit dem in Teilziele gegliederten Therapieziel. Der Behandlungsplan enthält die durch den Arzt und die nichtärztlichen Mitarbeiter notwendigen Behandlungsleistungen mit der jeweils zugeordneten notwendigen Mitwirkung des Patienten.

2 Diagnostik

Tabelle 1: Diagnostik	
Ärztliches Gespräch, körperliche Untersuchung	Inspektion, Palpation, Auskultation
Labor	Entzündungsparameter, Flüssigkeitsbilanzierung
Apparative Diagnostik	Blutdruck, Puls, Körpertemperatur

- *Anamnese*: Thermische (z. B. Verbrennungen, Verbrühungen), physikalische (z. B. elektrische Ströme, ionisierende Strahlen) oder chemische (z. B. Verätzungen) Noxen, Inhalationstraumen, Drogenmißbrauch (Alkohol, Medikamente u. a. Drogen), Kindesmißhandlung, Arbeits- oder Privatunfall (versicherungsrechtliche Konsequenzen),
- *Ausmaß der Verbrennung*: Betroffene Körperoberfläche und Tiefe der Verbrennung,
- *Kreislaufkontrolle*: Blutdruck- und Herzfrequenzmessung,
- *Laborwertkontrolle:* Elektrolyte, Blutbild, Blutzucker, Kreatinin, Harnstoff,
- *Flüssigkeitsbilanzierung,*
- *Überprüfung des Tetanus-Schutzes.*

Allgemeines

Hitzeschädigungen einer Zelle treten bei einer Hitzeexposition über 65 °C auf und erzeugen eine Koagulationsnekrose durch Denaturierung der Struktur- und Enzymproteine. Durch Zerstörung der Kapillaren und freiwerdende Entzündungsmediatoren wird ein exsudativer Entzündungsprozeß ausgelöst, es kommt zum Verlust von Plasma und Elektrolyten an das Interstitium, was in ausgedehnten Fällen zum hypovolämischen Schock führt. Ursächlich sind thermische Traumen wie strahlende Hitze, Flammeneinwirkung, siedende Flüssigkeiten, heiße Dämpfe oder mechanische Reibung. Weitere Formen sind Verätzungen durch Chemikalien, Verbrennungen durch elektrischen Strom oder UV-Strahlen. Zu beachten ist, daß das zu Behandlungsbeginn festgestellte Ausmaß der Verbrennung, also sowohl der Verbrennungsgrad als auch die Ausdehnung, sich durch den sog. „Vorgang des Nachbrennens" innerhalb der ersten 24–72 Stunden ausdehnen kann.

Bezogen auf die Bevölkerung erleidet pro Jahr einer von 15 000 Menschen eine so schwere Verbrennung, daß er in einem Zentrum für Verbrennungen behandelt werden muß. Die Verstümmelungen stellen ein erhebliches medizinisches und sozioökonomisches Problem dar. Die Gesamtzahl der Verbrennungen beläuft sich etwa auf eine Verbrennung pro 350 Menschen pro Jahr. Jeder fünfte Mensch wird sich im Laufe seines Lebens eine Verbrennung zuziehen. Dabei ließen sich die meisten Verbrennungen vermeiden, da sie durch unvorsichtige und hinterher oft nicht nachvollziehbare Handlungen entstehen.

Klinisch werden Verbrennungen nach ihrer Tiefe und Ausdehnung eingeteilt sowie ihre Versorgungsindikationen für ambulante oder stationäre Betreuung festgelegt. Zur Einschätzung der betroffenen Körperoberfläche wird die Neunerregel nach Wallace verwendet. Die Bestimmung der Verbrennungstiefe ist für die Behandlung unerläßlich, erfordert aber vom Untersucher viel Erfahrung. Den niedergelassenen Arzt interessiert insbesondere die Abgrenzung derjenigen Verbrennungen, die spontan heilen, von denen, die nur nach chirurgischer Intervention heilen.

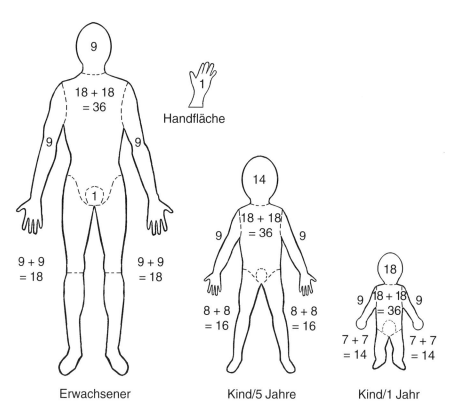

Abbildung 1: Die Neunerregel nach Wallace (Prozent verbrannter Körperoberfläche)

Tabelle 2:	Diagnose und Besonderheiten der Verbrennungstiefe				
Verbren-nungsgrad	1°	2a°	2b°	3°	4°
auffällig	Rötung	Blasenbil-dung	Blasenbil-dung	Blasenbil-dung, Brand-schorf	trockene Hautfetzen, Exposition tieferer Strukturen
Wundgrund	keine Wunde	rötlich	weißlich	weißlich	weiße Dena-turierung, schwarze Verkohlung
Rötung weg-drückbar	ja	ja	kaum/nein	nein	nein
Wund-fläche	keine Wunde	feucht	feucht	trocken	gelblich, wachsartig
Konsistenz	normal	normal	erhöht	erhöht	prallhart
Haare	festsit-zend	festsit-zend	locker-sitzend	ausfallend	ausfallend
Berüh-rungs-schmerz	deutlich	sehr deut-lich	herabge-setzt	fehlt	fehlt
Nadelstich-blutung	sofort	sofort	verspätet	gering	keine
	Spontane Heilung		Chirurgische Intervention		

Verbrennung 1. Grades

Eine Rötung der Haut ohne Blasenbildung deutet auf eine Verbrennung 1. Grades hin. Das Erythem entspricht pathophysiologisch einer Hyperämie, die als Folge von Stoffwechselvorgängen erst einige Stunden nach der Hitze- oder Strahleneinwirkung ihr Maximum erreicht. Lokal kommt es zu einer Vasodilatation mit erhöhtem Flüssigkeitsaustritt, was als lokales Ödem sichtbar wird. Meist jucken diese Verbrennungen tagelang, was eine Begleiterscheinung der die Nervenendigungen reizenden Hyperämie zu sein scheint (typisch beim Sonnenbrand).

Verbrennung 2a. Grades (oberflächliche dermale Verbrennung)

Die oberflächliche dermale Verbrennung ist durch die Schädigung lediglich der obersten Hautanteile charakterisiert, so daß eine spontane Heilung ohne Narbenbildung möglich ist. Neben der hyperämischen Rötung fällt vor allem die Blasenbildung auf. Sie entsteht meist zwischen Epidermis und Dermis. Die

Blasenhaut kann zerrissen sein und ist meist feucht. Den Blasengrund bildet die Dermis. Das Erythem ist wegdrückbar und zeigt somit die Durchgängigkeit der Kapillaren an. Da Haare aus dem tiefen Korium auswachsen, sind deren Wurzeln nicht verbrannt. Sie können deshalb nicht schmerzfrei epiliert werden. Wegen der unmittelbaren Exposition der Nervenendigungen sind diese Verbrennungen sehr schmerzhaft – „Nadelstiche" werden bei jedem Hautkontakt verspürt.

Verbrennung 2b. Grades (tiefe dermale Verbrennung)
Die tiefe dermale Verbrennung heilt auch unter günstigen Umständen nur unter Narbenbildung ab. Charakteristisch ist der weißlich-feuchte Wundgrund unter den bestehenden Blasen. Gelegentlich ist der Blasengrund auch erythematös, wobei diese Rötung nicht oder nur wenig wegdrückbar ist. Die tiefwurzelnden Haare bleiben erhalten, hingegen fallen die im oberen Korium wurzelnden Haare aus. Die Berührungsempfindlichkeit ist wegen der weitgehenden Zerstörung der Nervenendigungen deutlich reduziert.

Verbrennung 3. Grades (totale dermale Verbrennung)
Bei Verbrennungen 3. Grades ist die Haut mit ihren Adnexen völlig zerstört. Der Wundgrund ist aufgrund der Denaturierung der gesamten Haut weißlich-trocken, die Konsistenz der Wunde ist erhöht. Charakteristisch ist der pralle, harte Brandschorf, der bei Inzision nicht blutet. Die Berührungsempfindlichkeit fehlt, und die Hautanhangsgebilde (Haare, Nägel) sind zerstört. Spontan kann diese Verbrennung nicht epithelisieren, weil alle epithelialen Elemente zerstört worden sind.

Verbrennung 4. Grades
Unter diesen Verbrennungen werden allgemein Verbrennungen verstanden, die zusätzlich tiefer liegende Strukturen, wie z. B. Muskeln und Knochen, betreffen. Die intensiv verbrannten Anteile sind verkohlt und somit schwarz. Die Verbrennungswunde wird im Laufe von Stunden bis Tagen tiefer. Äußerlich beobachtet man das Tieferwerden der Verbrennungen an der Rötung, die anfänglich noch wegdrückbar, später gefestigt ist.

Allgemeinbehandlung großer Verbrennungen
Ungeachtet der feinen diagnostischen Probleme ist jeder Arzt gezwungen, die Allgemeinbehandlung großer Verbrennungen sofort zu initiieren. Dazu werden weitere diagnostische Maßnahmen angewendet, wie z. B. die Kreislaufkontrolle durch Blutdruck- und Herzfrequenzmessung, die Laborwertkontrolle oder die Flüssigkeitsbilanzierung. Bei klinischem Verdacht auf eine Infektion muß eine stationäre I.v.-Antibiotikatherapie angesetzt werden. Eine Überprüfung des Tetanus-Schutzes sowie im Zweifelsfall eine Tetanus-Impfung gehört zu den Routinemaßnahmen der Verbrennungstherapie. Bei Arbeitsunfällen sollen

die Patienten an einen Durchgangsarzt oder an ein zugelassenes Krankenhaus überwiesen werden.

Geräteausstattung für die ambulante Behandlung:
- Blutdruckmeßgerät,
- EKG-Gerät,
- Dusche,
- Sterile Handschuhe und Bekleidung,
- Wundreinigungs-Set: Skalpell und Pinzette, steril,
- Labor-Set: Wundabstrichröhrchen/Kulturmedium, Vacutainer für Blutabnahmen,
- Steriles Verbandsmaterial.

3 Symptomatische und prognostische Indikation

3.1 Symptomatische Indikation

Die symptomatische Indikation benennt den Grund zur Anwendung eines bestimmten therapeutischen Verfahrens in einem bestimmten Krankheitsfall, um einen optimalen Heilerfolg zu erzielen. Die symptomatische Indikation hat die exakte Diagnosestellung und die Kenntnis der ursächlichen Pathomechanismen zur Grundlage.
Die Therapie 1.- und 2a.-gradiger Verbrennungen mit einer Ausdehnung bis zu 10 % der KOF (5 % der KOF bei Kleinkindern bzw. älteren Patienten) erfordert oft keine stationäre Behandlung. Ausnahmen sind Problemlokalisationen wie Hände, Gesicht, Füße und Genitalbereich sowie schwere Komplikationen wie z. B. Sepsis, Kreislaufschock oder operationspflichtige Kontrakturen.

3.2 Prognostische Indikation

Die prognostische Indikation wägt Nutzen und Risiken, Aufwand und Erfolg des gewählten therapeutischen Verfahrens ab. Die individuelle Fallkonstellation wird durch die Compliance des Patienten, dessen körperlichen, geistigen und emotionalen Zustand, dessen soziale Einbindung in Familie oder Bekanntenkreis, seine Wohnverhältnisse sowie seiner Funktionsfähigkeit im Beruf und Alltag bestimmt.
Dazu wird ein Behandlungsplan mit in Teilziele gegliedertem Therapieziel angelegt. Selbstverständlich erfordert dies die Mitwirkung des Patienten, um letztendlich die Erhaltung bzw. Wiederherstellung der Arbeitsfähigkeit zu sichern, eine Pflegebedürftigkeit zu vermeiden und die Lebensqualität zu verbessern. Dabei sollte kontinuierlich eine Überprüfung und falls nötig eine Revision der Diagnose und Therapiestrategie durchgeführt werden. Typischerweise hätten Wunden, die nicht nach zwei Wochen abgeheilt sind, eigentlich operiert werden müssen.

4 Ambulante und stationäre Behandlung

Nach Diagnosestellung (Berücksichtigung der Verbrennungstiefe, des Verbren-
nungsausmaßes, der verbrannten Körperregion, der Art der Verbrennung sowie
des Alters des Patienten und dessen Allgemeinzustand) erfolgt die Zuordnung
der Patienten nach dem Schweregrad der Verbrennung zur Gruppe der leicht
oder schwer Verbrannten. Sowohl der Arzt als auch der Laie kann diese Unter-
scheidung recht gut treffen. Am Unfallort muß entschieden werden, ob eine
Einlieferung des Patienten in ein Krankenhaus erforderlich ist. Beim Arzt für
plastische Chirurgie, für Kinderchirurgie oder Chirurgie/Unfallchirurgie oder
bei stationärer Aufnahme erfolgt dann die detaillierte Beurteilung.

Tabelle 3:   Therapie der Verbrennung

Therapie	Ambulant mit spezifi-scher Mindestfallzahl	Stationär
Verbrannte Körperober-fläche (KOF)	< 10 % bei Erwachsenen < 5–8 % bei Kindern	> 10 % bei Erwachsenen > 5–8 % bei Kindern
Tiefe der Verbrennung	1° – 2a° 2b° – 3° bis zu 1 % der KOF	2b° – 4° 1° – 2a° bei Verdacht auf Infektion
Lokalisation		Gesicht, Atemwege, Hände, Fußsohlen, Peri-neum, Genitalien
Zustand des Patienten		Säuglinge, Kleinkinder, Patienten > 60 Jahre, Patienten mit bekannter Organinsuffizienz oder Desorientiertheit
Verletzungsmodus		Elektroverbrennung, Inhalationstrauma, Chemisches Trauma

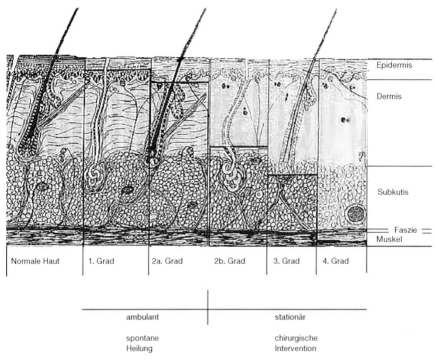

Abbildung 2: Tiefe von Verbrennungswunden

5 Lokale und systemische Therapie

Tabelle 4: Ambulante Therapie der Verbrennung 1. und 2. Grades	
Lokale Therapie	Systemische Therapie
Erstmaßnahmen	
Debridement Wunddeckung	Spezifische systemische Antibiose Schmerztherapie Ernährungstherapie

5.1 Erstmaßnahmen

Kaltes Wasser

Die erste Handlung nach einer Verbrennung muß das frühzeitige Abkühlen der verbrannten Körperpartien sein. Hier ist Schnelligkeit entscheidend, denn solange das Gewebe über 52 °C warm ist, wird es geschädigt. Als Anhalt gelten folgende Richtwerte: Temperatur von siedendem Wasser 100 °C, Fritteusenöl 200 °C, glühendem Eisen 800 °C, Flammen 1 200 °C. Kaltes Wasser ist überall vorhanden, sofort greifbar und leitet die Wärme gut ab. Die unmittelbare Kühlung der verbrannten Partien mit kaltem Wasser verhindert das sogenannte Nachbrennen mit begleitender Eiweißdenaturierung, reinigt die Wunden und lindert Schmerzen. Alternativen beim sofortigen Löschen des Feuers am brennenden Patienten sind: Ersticken des Feuers mit Mantel, Decke, Vorhang oder Kissen, durch Rollen am Boden oder sogar die Anwendung eines Feuerlöschers. Daran anschließend sollte das Abkühlen mit kaltem Wasser erfolgen. Dieses Abkühlen wird 10–15 Minuten durch Auflegen kalter, oft gewechselter, feuchter Kompressen oder durch kaltes Abduschen weitergeführt. Jedoch muß darauf geachtet werden, daß der Patient nicht unterkühlt wird. Man sollte die nichtverbrannten Partien anwärmen, warme Getränke verabreichen und den Patienten in Wolldecken hüllen.

Entfernung angebrannter Kleidung

Die mit heißen Flüssigkeiten getränkten Kleidungsstücke sowie angebrannte Kleidungsreste müssen sofort vorsichtig entfernt werden. Die Wunden sollten dann mit sterilem Verbandsmaterial abgedeckt werden. Durch Exsudat festklebende Verbände oder Kleidung sollten unter fließendem Wasser entfernt werden. Im optimalen Fall steht ein steril abgedeckter Tisch zur Verfügung, der das anschließende Debridement erleichtert.

Tetanusschutz
Eine ausreichende Tetanus-Immunisierung sollte geprüft werden, insbesondere bei Kindern, älteren Menschen und ausländischen Patienten. Im Zweifelsfall erfolgt eine Tetanusimpfung.

Antibiose
Zur Feststellung bestehender Infektionen sollte ab 2a.-gradigen Verbrennungen eine Abstrichuntersuchung vorgenommen werden. Bei klinischem Verdacht auf Infektion muß eine intravenöse Antibiotikatherapie eingeleitet werden. Eine prophylaktische Antibiose ist obsolet.

Debridement
Am Anfang der Wundbehandlung steht das Debridement, die Entfernung aller nekrotischen Hautanteile und Krusten. Durch das Debridement erlangt man saubere Wundverhältnisse, die ein optimales Überleben der vitalen Zellschichten gewährleisten. Es wird unter sterilen Bedingungen gearbeitet und es muß für eine ausreichende Analgesie des Patienten gesorgt werden. Bei kleinflächigen Verbrennungen wird die Umgebung der Wunden mit milder Seife und Wasser gereinigt, die Haare werden mittels Rasur entfernt. Brandblasen werden eröffnet und lose Hautfetzen entfernt. Erst jetzt ist die Wunde diagnostisch korrekt beurteilbar. Größere Verbrennungen werden im Krankenhaus prinzipiell ähnlich angegangen. Unterschiede bestehen darin, daß die gesamte Körperbehaarung entfernt wird und daß der gesamte Körper des Patienten mit fließendem Leitungswasser auf dem Spültisch abgeduscht wird. Umschriebene Blasen können abpunktiert und das Blasendach als biogener Verband belassen werden.

Deckung der Wunde
1.-gradige Verbrennungen werden offen und trocken behandelt. Verbrennungen 2a. Grades werden mit einem Salbentüllverband versehen. Alternativ hat sich insbesondere bei Kindern eine semiokklusive Folie bewährt. Alle tieferen und ausgedehnten Verbrennungen werden zur Verhinderung des Austrocknens und als Schutz vor einer Keimkontamination mit einer antimikrobiellen Salbe bedeckt. Meist ist dies Silbersulfadiazin. Die kühlende Salbe reduziert auch die Schmerzen. Vereinzelt werden kleine tiefe Verbrennungen sofort exzidiert und mit Transplantaten gedeckt.

Anlegen eines Verbrennungsbogens
Hier sollten die wichtigsten anamnestischen Daten festgehalten werden. Zudem sollte die Tiefe und Ausdehnung der Verbrennung angegeben und deren Lokalisation genau dokumentiert werden.

5.2 Lokale Therapie

Behandlung von Verbrennungen 1. Grades
Weder diagnostisch noch therapeutisch bietet die 1.-gradige Verbrennung Probleme. Die Rötung ohne Blasenbildung weist auf eine reaktive Hyperämie ohne wesentliche Zerstörung der Zellen hin. Mit dem Erythem geht anfänglich ein Brennen einher, welches sich in Jucken verwandelt. Nach wenigen Tagen verschwindet die Rötung und eine Schuppung setzt ein. In seltenen Fällen tritt eine Depigmentierung durch Zerstörung der Melanozyten auf. Die abheilende Haut reagiert empfindlich auf Wärme- und UV-Exposition. Verbrennungen 1. Grades erfordern keine Therapie. Kühlende Maßnahmen, wie Umschläge, Schüttelmixturen oder Gele (gegebenenfalls auch steroidhaltig) sind für den Patienten angenehm und können den Juckreiz lindern. Außer einer anfänglichen Pigmentverschiebung, welche restlos verschwindet, ist die Heilung komplikationslos. Narben treten auch nach Wärme- oder Sonnenexposition nicht auf.

Behandlung von Verbrennungen 2a. Grades
Die Regenerationsfähigkeit von Verbrennungswunden 2a. Grades ist wegen der verbliebenen, ungeschädigten epithelialen Elemente im Bereich der Papillen groß. Kleinflächige Läsionen heilen mühelos, dagegen können großflächige, 2a.-gradige Verbrennungen wegen Zirkulationsstörungen durch das lokale Ödem oder die Hypovolämie, aber auch wegen der verminderten kutanen Immunantwort lebensbedrohlich werden. Alle oberflächlich-dermalen Verbrennungen heilen aber unter fachgerechter Therapie spontan ab. Patienten mit kleinen Verbrennungen können ambulant behandelt werden (Erwachsene < 10 % KOF, Kinder < 5–8 % KOF). Patienten mit ausgedehnten Verbrennungen müssen anfänglich zur Überwachung im Krankenhaus behandelt werden, um den Flüssigkeitsverlust zu substituieren und notwendige Verbandswechsel durchzuführen. Nach dem Debridement und der Eröffnung der Blasen werden kleine Verbrennungen mit Folienverbänden, Salbenverbänden oder interaktiven Wundverbänden versorgt. Unbedingt muß das Austrocknen der Wundfläche vermieden werden. Bei größeren Verbrennungen kann heute die Behandlung mit Silbersulfadiazin oder insbesondere bei Kindern mit semiokklusiven Folien als Standard betrachtet werden. Diese werden primär nach der Blasenabtragung aufgebracht und bis zur Epithelisierung (etwa nach einer Woche) belassen. Es erlaubt die aktive Bewegung des Patienten. Alternativ, insbesondere wenn eine Differenzierung zwischen 2a.- und 2b.-gradigen Verbrennungen nicht eindeutig zu treffen ist, können initial Salbenbehandlungen mit Flammazine erfolgen. Die Verbände werden täglich unter der Dusche mit warmem Wasser gewechselt und nach einigen Tagen kann dann auf andere, rückfettende Salben übergegangen werden. Kleine intakte Blasen können belassen werden, wenn sie steril ab-

punktiert worden sind. Hierüber erfolgt ein trockener Verbandswechsel. Hier soll nochmals die Bedeutung der Analgesie betont werden. Bei klinischen Anzeichnen auf eine Wundinfektion ist eine stationäre Aufnahme erforderlich. Oberflächlich-dermale Verbrennungen, die keine Komplikationen zeigen, heilen ohne sichtbare Narbenbildung. Nach etwa zwei Wochen ist die Regeneration der Epidermis abgeschlossen. Sollte die Epithelisierung nicht spontan auftreten, so sollte die Diagnose der Verbrennungstiefe revidiert und die Wunde operiert werden. Schädigungen der Melanozyten können zu irreversiblen Pigmentverschiebungen führen. Gehen Epithelinseln z. B. wegen Infektionen zugrunde, so kommt es durch Kollagenfaserneogenese zur Verdickung des Koriums, es entstehen Narben.

Behandlung von Verbrennungen 2b. Grades
2b.-gradige und 3.-gradige Verbrennungen werden operativ stationär behandelt.

5.3 Schmerztherapie

Verbrennungen sind sehr schmerzhaft und die Schmerzen können den Schockzustand verstärken. Deshalb sollten ausreichend Analgetika zur Schmerzlinderung verabreicht werden. Um die Analgetikaakkumulation zu verhindern und eine optimale Wirkungskontrolle zu gewährleisten, werden Analgetika möglichst nur intravenös verabreicht. Da die Auswahl der Präparate groß ist, sollten in der Regel Medikamente gegeben werden, deren Wirkungs- und Nebenwirkungsspektrum geläufig sind. Analgetika mit großer Halbwertszeit dienen als Basismedikation, während Schmerzmittel mit kurzer Halbwertszeit in ausreichender Dosierung für das Debridement geeignet sind.

5.4 Ernährungstherapie

Der Mangel an Kohlenhydraten, Proteinen, Fetten, Vitaminen oder Spurenelementen aufgrund verminderter Nahrungsaufnahme und/oder chronischen Verlusts über Wundflächen kann die Wundheilung verzögern. Insbesondere die Vitamine A und C, das Spurenelement Zink oder die essentielle Aminosäure Arginin scheinen neben einer ausreichenden kalorischen Versorgung einen fördernden Einfluß in der Wundheilung zu haben. Selbstverständlich empfiehlt sich bei Verdacht auf eine Malnutrition eine Substitutionstherapie unter Kontrolle der relevanten Laborparameter durchzuführen. Ausgedehnte stationär zu behandelnde Verbrennungen führen zum Verbrennungsschock mit Volumenmangel, Hypoproteinämie und Elektrolytverschiebungen. Es sollte eine sofortige hochvolumige intravenöse Volumen- und Albuminsubstitution nach der

Parklandformel eingeleitet werden. Diese Patienten unterliegen auch der Katabolie und haben einen erhöhten kalorischen Bedarf. Die frühzeitige kombinierte enterale und parenterale hochkalorische Ernährung hat sich durchgesetzt. Die Ernährungsempfehlung soll als schriftliche ärztliche Verordnung dem Patienten übergeben werden.

5.5 Problematik „Hautersatz"

In den letzten 20 Jahren wurden neue innovative Techniken entwickelt, die eine sichere, vorläufige oder permanente Deckung von Verbrennungswunden ermöglichen. Diese neuentwickelten Deckungstechniken basieren entweder auf biologischen oder (bio)synthetischen Deckungen. Diese Materialien neben dem primären Goldstandard des autologen Gewebes werden heute nicht nur in der Therapie von Verbrennungen, sondern auch in der Therapie von chronischen bzw. schlecht heilenden Wunden wegen ihrer protektiven, histokonduzierenden oder histoinduzierenden bzw. substitutiven Eigenschaften angewendet.

Durch Frühexzision und eine perfektionierte Intensivmedizin überleben Patienten mit Verbrennungen, die mehr als 70 % der Körperoberfläche betreffen. Die chirurgische Versorgung dieser ausgedehnten Schädigungen stellt ein Problem dar, das mit Standardmethoden wie der autologen Spalthautdeckung („goldener Standard") nicht mehr beherrschbar ist, da die Ausdehnung der Verbrennung die Verfügbarkeit der Spenderhautareale limitiert. Zur passageren Deckung offener Wundflächen nach Nekrosektomie können allogene Haut (frisch, glyzerinisiert, kryokonserviert) oder Xenotransplantate (Schweinehaut, Froschhaut) verwendet werden, welche nach Regeneration von autologen Spalthautentnahmestellen wieder entfernt werden, um dann mit autologen Transplantaten oder kultivierten autologen Keratinozytenkonstrukten den Verschluß zu ermöglichen.

Eine Verbesserung der chirurgischen Standardtechniken stellen definitive allo-autologe Mischhauttransplantationstechniken dar, sog. „Sandwich"-Techniken, „Intermingled-Grafts" oder „Microskin"-Transplantate. Hiermit ist es gelungen, Patienten mit bis zu 98%igem Verlust der Haut zu retten. Diese erlauben die mechanische Expansionen der Resthautressourcen, wobei ein allogenes unexpandiertes Hauttransplantat zur Überdeckung verwendet wird. Eine Anzahl weiterer innovativer Techniken zum Wundverschluß wurde entwickelt, um der Problematik ausgedehnter Wundflächen gerecht zu werden.

Vorteil der Transplantation kultivierter Keratinozyten als Sheet-Graft gegenüber der Spalthauttransplantation scheint die größere Oberfächenexpansion sowie die bessere Ernährung der epidermalen Zellen nach der Transplantation zu sein. Demgegenüber sind die Einheilungsraten transplantierter Keratinozytenkulturen signifikant niedriger als die autologer Spalthaut. Dies hängt jedoch von der Art der Wunde und vom Zustand des Wundgrundes ab. Ein weiterer förderlicher Faktor ist die Konditionierung des Wundbettes mittels temporärer Leichenhautdeckung, wobei die verbleibende Allo-Dermis für eine bessere Adhäsion des Sheet-Grafts sorgt. Weitere Nachteile sind die Empfindlichkeit des zarten Epithels gegenüber mechanischen Irritationen in den ersten Wochen oder die spontane Blasenbildung durch die geringe Belastbarkeit der fragilen Haut sogar noch Jahre nach der Transplantation.

Ein prinzipielles Problem stellt die nach wie vor lange Zeitspanne bis zur Verfügbarkeit der Transplantate dar. Von der Entnahme der Hautbiopsie bis zur Transplantation kultivierter Sheet-Grafts vergehen mindestens 3–4 Wochen. Ebenfalls sollten die hohen Kosten ($15–28$ DM je cm^2 kultivierten Hauttransplantats) nicht außer Acht gelassen werden. Um die Kultivierung, Transplantation und Einheilung der Sheet-Grafts zu verbessern, werden zunehmend sogenannte „kombinierte Hauttransplantate" in vitro kultiviert. Sie bestehen aus kultivierten autologen Keratinozyten, einem biosynthetischen Basalmembranersatz (Glykosamino-Glykan-Membran) und kultivierten Fibroblasten in einer Kollagenmatrix, ist also eine „physiologische" Haut mit dermalen Matrixkomponeneten und Keratinozyten. Diese Composite-Grafts sind mehrfach tierexperimentell untersucht worden, jedoch lassen sich noch keine verläßlichen Aussagen treffen. Problematisch scheint die schlechte Revaskularisierung der Konstrukte sowie die weiterhin lange Kultivierungszeit verbunden mit hohen Kosten zu sein.

Keratinozytensuspensionen in einer Fibrinmatrix mit und ohne allogene Spalthautauflage sind klinisch und experimentell erfolgversprechend bei Verbrennungspatienten, anderen großflächigen Wunden und chronischen Ulcera eingesetzt worden. Mit dieser Methode konnten Vollhautwunden bei mehreren Schwerstverbrannten vollständig zur Abheilung gebracht werden. Die Zellen waren schon nach weniger als 14tägiger Kultur verfügbar, da wesentliche komplexe Produktionsschritte unnötig sind, und die Transplantation erwies sich als technisch relativ einfach durchführbar. Neben einer deutlich kostengünstigeren Herstellung zeigt die Transplantation von Keratinozytensuspensionen verglichen mit Sheet-Transplantaten folgende Vorteile:

1. frühere Verfügbarkeit,
2. einfachere Handhabung sowie
3. Transplantation migratorisch-proliferativ hochpotenter Stammzellen auf Wunden, deren Matrix in der Frühphase der epithelialen Rekonstruktion der polymerisierte Fibrinkleber ist.

Diese vielversprechende Methode wurde auch tierexperimentell im Vergleich mit Sheet-Grafts getestet. Erste Ergebnisse weisen darauf hin, daß Keratinozyten-Fibrinkleber-Suspensionen im athymischen Nacktmausmodell zu einer makroskopisch und mikroskopisch vergleichbaren Wundheilung führt wie konventionelle Sheet-Grafts. In der Frühphase der Wundheilung entwickelt sich nach Transplantation der Keratinozyten-Fibrinkleber-Suspension eine reifere

Basalmembran als nach Sheet-Graft-Transplantation, was eine stabilere Haftung an der Dermis bewirkt, die die Belastbarkeit des Hauttransplantats steigert. Analog der Mischtransplantation kann eine solche kultivierte Eigenkeratinozytensuspension auch mit allogener Bankhaut kombiniert werden.
In zunehmendem Maße werden auch allogene, kultivierte Zelltransplantate zum Wundverschluß eingesetzt, unter der Vorstellung einer Wundheilungsstimulation durch ihre parakrine Wirkung der durch die allogenen Zellen (welche durch das Immunsystem eliminiert werden) parakrin sezernierten Wachstumsfaktoren.
Heutige und zukünftige Forschungsergebnisse auf dem Gebiet der synthetischen Verbände und des kultivierten Hautersatzes sollten zu einer optimalen Behandlung der Verbrennungen führen. Neben der Letalitätsminderung bei Verbrennungen und chronischen Wunden durch deren Deckung mit biologischen und/oder biosynthetischen Materialien steht immer mehr das kosmetische und funktionelle Ergebnis der plastisch-chirurgischen Wunddeckung (Narbenarmut, mechanische Stabilität) im Mittelpunkt der Forschung.
Die Verfahren sind grundsätzlich auch in Arztpraxen mit spezifischer Mindestfallzahl durchführbar.

5.6 Nachbehandlung von Verbrennungen

Bei der Spontanheilung von tief-dermalen Verbrennungen oder nach der Hauttransplantation entstehen Narben oder Kontrakturen, die abhängig von der genetischen Disposition, der Körperlokalisation und dem Alter des Patienten in ihrer Ausprägung variieren (z. B. je jünger der Patient, desto ausgeprägter die Narbenbildung). Die beste Behandlung von Narben und Kontrakturen ist ihre Verhinderung. Als Kontrakturprophylaxe sind richtige Haltung und Schienung sowie intensive Bewegungsübungen erforderlich. Gegen hypertrophe Narbenbildung hat sich die Kompressionstherapie bewährt. Seit über 30 Jahren ist bekannt, daß ein konstant ausgeübter Druck auf Narben diese flacher und geschmeidiger macht. Diese Kompressionstherapie sollte möglichst permanent über 6–12 Monate erfolgen, bis die Narbenbildung abgeschlossen ist. Die Behandlung von Verbrennungsfolgen ist mit der Wundheilung nicht abgeschlossen, sondern sollte mindestens für 6 Monate überwacht werden (Kompressionstherapie, Narbenpflege durch Externa, Physiotherapie, Injektionstherapie mit Kortikoiden, psychosoziale Selbsthilfegruppen). Das Ende der Narbenbildungsprozesse ist gekennzeichnet durch den Verlust der hochroten Farbe bzw. das Abblassen im Kolorit. Bei Kindern ist dieser Prozeß langwieriger (ca. 1–2 Jahre, nicht selten auch 4 Jahre) als bei Erwachsenen. Die plastisch-chirurgische Korrektur bzw. Revision hypertropher Narben und Kontrakturen ist dem plastisch-chirurgischen Spezialisten vorbehalten. Das operative Eingreifen ist frühzeitig erforderlich insbesondere bei Kontrakturen, um Einsteifungen der Gelenke zu verhindern. Die operative Therapie von ästhetisch-störenden, hypertrophen Narben soll bis zum Entstehen blasser Narben verzögert werden. Physiotherapie, Ergotherapie sowie eine psychologische Betreuung gehören zu den optimalen Rehabilitationsmaßnahmen brandverletzter Patienten.

5.7 Medizinprodukte- und Arzneimittel-Verordnungen

5.7.1 Medizinprodukte

Tabelle 5: Interaktive Wundverbände

Semipermeable Silikonmembran mit Nylonnetz Biobrane	Filme/Folien Epigard	Hydrokolloide	Weichschaumverbände

5.7.2 Arzneimittel

Tabelle 6: Biologische Deckung

Xeno-/Allo-/Autograft-Haut	kryokonserviert, lyophilisiert, glyzerin-konserviert
Amnion-Membran	($AgNO_3$) konserviert
Azelluläre Dermis	gefriergetrocknet, glyzerin-konserviert
Kultiviertes Epithelium (HK)	autolog, allogen, stammzellreiche Suspension

Tabelle 7: Biosynthetische Wunddeckung

Kombiniert (dermal/epidermal) • azellulär • mit kultivierten Zellen Integra™ Kollagen-GAG-HF-HK Allogen-Dermis-HF-HK	deepithelisierte Dermis (Dermagraft™)
HK = humane Keratinozyten HF = humane Fibroblasten	

- Extern Sulfadiazin-Silber,
- Polyvidon Iodin,
- Schmerzmittel (nichtsteroidale Antiphlogistika, Opioide).

6 Tertiär- und Primärprävention

Tertiärprävention bezeichnet alle Maßnahmen, die nach erfolgreichem Abschluß der Wundbehandlung zur dauerhaften Sicherung des Heilerfolgs und damit zur Vermeidung eines Rezidivs geboten sind. Sie entsprechen im wesentlichen der Primärprävention, die als Ziel die Feststellung und mögliche Ausschaltung der Risikofaktoren für das Entstehen der Krankheit hat. Die Verhinderung einer neuen Verbrennungswunde liegt in der Vermeidung gefährdender Verhaltensweisen, läßt sich aber im Falle eines Fremdverschuldens nicht gewährleisten. Mit 65–80 % ereignet sich ein Großteil der Verbrennungen im häuslichen Milieu und in der Freizeit, 15–20 % bei der Arbeit und 10 % bei Verkehrsunfällen. Die häufigsten Ursachen und wichtigsten Risikofaktoren sind: Flammen, strahlende Hitze, Elektroverletzungen, Verbrühungen oder Verätzungen. Bei Kindern muß als mögliche Ursache die Kindesmißhandlung sowie die Vernachlässigung des Kindes berücksichtigt werden. Ähnliches gilt für Greise, psychisch Gestörte und Suchtkranke.

7 Dokumentation

7.1 Diagnostik- und Indikationsdokumentation

Die Dokumentation der Diagnostik und Indikation erfolgt durch Ausfüllen eines Verbrennungsbogens sowie evtl. eine Fotodokumentation. Hier ist die Tiefe, Ausdehnung und Lokalisation der Verbrennungen anzugeben sowie weitere entscheidende Faktoren.

7.2 Therapie-Dokumentation

Die Dokumentation der Therapie sollte die Erstmaßnahmen sowie die Lokal- und systemische Therapie beinhalten. Die gesetzlichen Bestimmungen erfordern die Meldung und Vorstellung von Arbeitsunfällen beim Durchgangsarzt.

8 Nachschlagewerke

Zum Beispiel:
Zellweger, George. Die Behandlung der Verbrennungen. Praktische Hinweise für Diagnose, Therapie, Rehabilitation. Köln, 2. Aufl. 1985
Echinard, C. et Latarjet, J. Les brûlures. Editions Masson, Paris 1993
Muir, I. F. K.; Barclay, T. L.; Settle, J. A. D. Burns and their treatment. London, 3rd Edition 1987

Literaturverzeichnis beim Herausgeber

9 Verzeichnis der Übersichten und Abbildungen

Anhang

A Ergänzungsbericht bei schweren Verbrennungen

Unfallversicherungsträger	Anlage zum D-(H-) Arztbericht Nr.: ....

Name, Vorname des/der Versicherten	Geburtsdatum

Unfallbetrieb (Bezeichnung bzw. Name und Anschrift des Arbeitgebers, der Kindertageseinrichtung, der Schule oder Hochschule, des/der Pflegebedürftigen)

Wohnung des/der Versicherten, Straße, Postleitzahl, Ort	Unfalltag

Verbrennung	1 bis 4 Jahre	5 bis 9 Jahre	10 bis 14 Jahre	15 Jahre	Erwachsene	1°*	2°*	3°*
Kopf	17	13	11	9	7			
Hals	2	2	2	2	2			
Rumpf (vorn)	13	13	13	13	13			
Rumpf (hinten)	13	13	13	13	13			
Rechte Gesäßhälfte	$2\,^1\!/_2$	$2\,^1\!/_2$	$2\,^1\!/_2$	$2\,^1\!/_2$	$2\,^1\!/_2$			
Linke Gesäßhälfte	$2\,^1\!/_2$	$2\,^1\!/_2$	$2\,^1\!/_2$	$2\,^1\!/_2$	$2\,^1\!/_2$			
Genitalien	1	1	1	1	1			
Rechter Oberarm	4	4	4	4	4			
Linker Oberarm	4	4	4	4	4			
Rechter Unterarm	3	3	3	3	3			
Linker Unterarm	3	3	3	3	3			
Rechte Hand	$2\,^1\!/_2$	$2\,^1\!/_2$	$2\,^1\!/_2$	$2\,^1\!/_2$	$2\,^1\!/_2$			
Linke Hand	$2\,^1\!/_2$	$2\,^1\!/_2$	$2\,^1\!/_2$	$2\,^1\!/_2$	$2\,^1\!/_2$			
Rechter Oberschenkel	$6\,^1\!/_2$	8	$8\,^1\!/_2$	9	$9\,^1\!/_2$			
Linker Oberschenkel	$6\,^1\!/_2$	8	$8\,^1\!/_2$	$9\,^1\!/_2$	$9\,^1\!/_2$			
Rechter Unterschenkel	5	$5\,^1\!/_2$	6	$6\,^1\!/_2$	7			
Linker Unterschenkel	5	$5\,^1\!/_2$	6	$6\,^1\!/_2$	7			
Rechter Fuß	$3\,^1\!/_2$	$3\,^1\!/_2$	$3\,^1\!/_2$	$3\,^1\!/_2$	$3\,^1\!/_2$			
Linker Fuß	$3\,^1\!/_2$	$3\,^1\!/_2$	$3\,^1\!/_2$	$3\,^1\!/_2$	$3\,^1\!/_2$			
Summe:								
Gesamtverbrennung:								

Datenschutz:
Der/die Versicherte wurde von mir mündlich/schriftlich über den Erhebungszweck, meine Auskunftspflicht sowie über das Recht unterrichtet, vom Unfallversicherungsträger Auskunft über die übermittelten Daten zu verlangen (§ 201 SGB VII)
* Ausmaß und Schweregrad der Verbrennung in entsprechende Spalte eintragen!

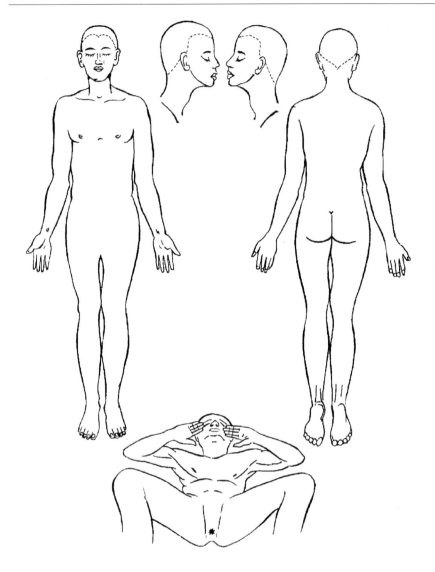

Datum   Unterschrift des D-/H-Arztes   Stempel des D-/H-Arztes

1° = grün*)
2° = blau*)
3° = rot*)
*) in Skizze eintragen

Erarbeitet von:

P. Altmeyer; H. Baumann; H. D. Becker; J. Bock; G. Burg; S. Coerper, J. Daróczy; T. Dassen; C. Ebel-Bitoun; P. Elsner; M. Flour; X. Fu; S. Ge; J. Hafner; K. Jäger; S. Kanowski; G. Köveker; T. Krieg; L. Kühnel; D. Lanzius; B. Leipski; U. K. Maganti; S. Meaume; H. P. Meißner; M. Miehe; D. Müller; P. Müller; H. A. M. Neumann; R. Niedner; H. Partsch; E. Rabe; U. Repschläger; G. Rudofsky; H.-D. Saeger; W. Seifart; G. B. Stark; W. Sterry; E. Tanczos; L. Teot; K.-G. Werner; K. Wolff; U. Wollina; J. Zak; U. E. Ziegler

Die Consensus- und Evidenz-basierten Handlungsleitlinien wurden in dem Consensus Meeting Handlungsleitlinien Chronische Wunden und Verbrennungen des 2nd European Tissue Repair Society Symposiums am 21. August 1997 im Universitätsklinikum Freiburg im Breisgau diskutiert und auf dem 7th Annual Meeting der European Tissue Repair Society am 26. August 1997 im Universitätsklinikum Köln präsentiert.
Die Handlungsleitlinien sind Empfehlungen für ärztliches Handeln in charakteristischen Situationen. Sie schildern ausschließlich ärztlich-wissenschaftliche und keine wirtschaftlichen Aspekte. Die Handlungsleitlinien sind für Ärzte unverbindlich und haben weder haftungsbegründende noch haftungsbefreiende Wirkung.

WUNDRATGEBER

VERBRENNUNGEN VERMEIDEN

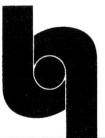

HFI e.V.

ERSTE HILFE BEI VERBRENNUNGEN

Wichtigste erste Hilfe bei Verbrennungen ist die rasche Abkühlung der Verbrennungsfläche mit kaltem Wasser. Kaltes Wasser ist schnell verfügbar und lindert die Schmerzen rasch und wirksam. Die verbrannten Hautflächen sollen etwa 10 Minuten mit kaltem Leitungswasser übergossen werden. Kleidungsreste, vor allem mit heißen Flüssigkeiten getränkte Kleidung bei Verbrühungsunfällen, sollte nach Möglichkeit entfernt werden.

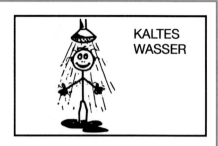

KALTES WASSER

Verbrennungsursachen

• Thermische Brandwunden entstehen durch offene Flammen, Verbrühungen mit heißen Flüssigkeiten oder Kontakt mit heißen Festkörpern.
• Elektrische Verbrennungen werden durch einen durch den Körper hindurchgehenden elektrischen Strom, einen elektrischen Bogen oder durch eine nahe elektrische Entladung verursacht. Verletzungen durch einen Blitzschlag sind meist durch eine Kombination thermischer und elektrischer Verbrennung gekennzeichnet.
• Chemische Verbrennungen sind meist Säuren- und Laugenverletzungen.
• Strahlenbedingte Verbrennungen sind meist durch eine unsachgemäße Strahlentherapie verursacht.

Verbrennungshäufigkeit

700 000 Menschen erleiden jährlich in Deutschland Verbrennungen und Verätzungen der äußeren Körperoberfläche 1. und 2. Grades. 7 von 10 Verbrennungen erfolgen zu Hause oder in der Freizeit, 2 am Arbeitsplatz und 1 bei Verkehrsunfällen.

VERBRENNUNGSWUNDEN

• Verbrennung 1. Grades
Kleine oberflächliche Verbrennungen 1. Grades können selbst behandelt werden. Meist genügt das Auftragen einer kühlenden und entspannenden Hautsalbe oder eines Hautöls. Tiefere Verbrennungen müssen wegen der Infektionsgefahr und eventueller Narbenbildung einem Arzt gezeigt werden.

• Verbrennung 2. Grades
Verbrennungen Grad 2a sind oberflächlich mit Blasenbildung. Kleine, flache Blasen trocknen meist von selbst ein. Die Blasenbildung tritt mit Verzögerung von bis zu 24 Stunden ein. Die Wunde ist schmerzhaft. Verbrennungen Grad 2b sind tief und weniger schmerzhaft als Verbrennungen Grad 2a.

• Verbrennung 3. und 4. Grades
Verbrennungen 3. und 4. Grades sind gekennzeichnet durch große Teile abgestorbenen Gewebes (Nekrosen). Die Schmerzempfindlichkeit ist durch die Schädigung der

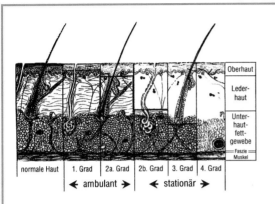

	Oberhaut
	Leder-haut
	Unter-haut-fett-gewebe

| normale Haut | 1. Grad | 2a. Grad | 2b. Grad | 3. Grad | 4. Grad |

← ambulant →   ← stationär →

Oberhaut = Epidermis
Lederhaut = Dermis, Korium
Unterhaut-
fettgewebe = Subkutis

Leitungsbahnen des Nervensystems vermindert. Oberhaut und Lederhaut sind völlig zerstört. Verbrennungen 3. und 4. Grades gehören in die stationäre Behandlung.

VERBRENNUNGSFLÄCHE

Die notwendige sofortige Einschätzung der Verbrennungsfläche erfolgt nach der Neunerregel. Danach werden bei Erwachsenen Verbrennungen des Kopfes mit 9 %, der Arme mit je 9 %, des Rumpfes mit je 2×9 %, des Genitals mit 1 % und der Beine mit 2×9 % angesetzt. Bei Kindern gelten je nach Alter (1 Jahr, 5, 15 Jahre) andere Werte.

Bitte die betroffenen Körperteile ankreuzen   ☒

Kopf	9 %	☐
linker Arm	9 %	☐
rechter Arm	9 %	☐
Rumpf vorn	18 %	☐
Rumpf hinten	18 %	☐
Genital	1 %	☐
linkes Bein	18 %	☐
rechts Bein	18 %	☐

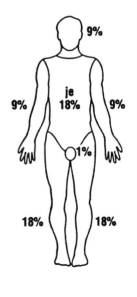

WUNDHEILUNG

Oberflächliche Verbrennungen 1. Grades werden in aller Regel selbst behandelt. Meist genügt die Auftragung einer heilenden und entspannenden Salbe oder eines Öls.
Verbrennungen 2. Grades müssen vom Arzt behandelt werden. Hierzu gehören Schmerzbekämpfung und Infektionsvorbeugung.
Nach dem Abtragen des abgestorbenen Gewebes und der Eröffnung der Blasen werden Verbrennungen mit Folienverbänden, Salbenverbänden oder interaktiven Wundverbänden versorgt.

Unbedingt muß das Austrocknen der Wundfläche vermieden werden.
Die Wundverbände werden nach der Blasenabtragung aufgebracht und bis zur Gewebeneubildung (Epithelisierung) – etwa eine Woche – belassen. Sie erlauben die aktive Bewegung des Patienten.
Verbrennungen sind oft sehr schmerzhaft. Deshalb können schmerzlindernde Arzneimittel nach Verordnung des Arztes eingenommen werden.

Narbenbildung und kosmetisches Ergebnis

Ziel der Behandlung der Verbrennungswunde ist ein optimales funktionales und kosmetisches Ergebnis. Die geheilte Haut ist täglich zu reinigen und zweimal täglich einzucremen. Bei Verbrennungen 1. Grades kann Nivea, bei Verbrennungen 2. Grades z. B. Bepanthen-Salbe verwendet werden.
In den ersten zwölf Monaten nach der Abheilung sollte UV- und Sonnenbestrahlung vermieden werden.
Bei stärkerer Narbenbildung können Silikon-Gel-Folien als Narben-Auflagen oder Narbenkompressionsbandagen eingesetzt werden.

DURCHGANGSÄRZTE UND SPEZIALKLINIKEN

Durchgangsärzte sind von der Unfallversicherung benannte Chirurgen. Sie melden die auf einen Arbeitsunfall zurückzuführenden Verbrennungen an die zuständige Berufsgenossenschaft und führen die Erstbehandlung durch.
Die Behandlung von Verbrennungen Grad 2b, 3 und 4 soll in einem entsprechend dem Verletzungsverfahren benannten Krankenhaus oder in einem Krankenhaus zur Behandlung von Schwerbrandverletzten erfolgen. Die Behandlung von Verbrennungen mit einer Ausdehnung von mehr als 10 % der Körperoberfläche bei Erwachsenen und mehr als 5 % bei Kindern soll stationär erfolgen.
Unabhängig von der Verbrennungsgröße sollten alle Patienten mit schweren Verbrennungen des Gesichts, der Hände und des Genitals in eine Spezialklinik gebracht werden.
Die Zentrale Anlaufstelle für die Vermittlung von Betten für Schwerbrandverletzte steht 24 Stunden am Tag und an allen sieben Tagen der Woche zur Verfügung.

Telefon   (040) 28 82-39 98
          (040) 28 82-39 99
Telefax   (040) 24 86 56 47

Wundheilungstelefon
02 11-59 21 27
HFI e. V.
Postfach 2 45   Postfach 11 13 22
10123 Berlin   40513 Düsseldorf
E-mail: hfi@compliance.d.shuttle.de
www.d.shuttle.de/compliance

Referenzen

1. Randomisierte kontrollierte klinische Studien

Bliss MR, Thomas JM
Clinical trials with budgetary implications. Establishing randomised trials of pressure-relieving aids
Prof Nurse 1993 Feb, Vol. 8(5): 292–296

Bouter KP, Visseren FLJ, Van-Loenhout RMM, Bartelink AKM, Erkelens DW, Diepersloot RJA
Treatment of diabetic foot infection: An open randomised comparison of imipenem/cilastatin and piperacillin/clindamycin combination therapy
International Journal of Antimicrobial Agents 1996, Vol. 7/2: 143–147

Brandrup F, Menne T, Agren MS, Stromberg HE, Holst R, Frisen M
A randomized trial of two occlusive dressings in the treatment of leg ulcers
Acta Derm Venereol 1990, Vol. 70(3): 231–235

Coerper S, Köveker G, Flesch I, Becker HD
Ulcus Cruris Venosum: Chirurgisches Debridement, antibiotische Therapie und Stimulation mit thrombozytären Wachstumsfaktoren
Langenbecks Arch Chir 1995, 380: 102–107

Colgan MP, Dormandy JA, Jones PW, et al.
Oxypentifylline treatment of venous ulcers of the leg
BMJ 1990, 300: 972–975

Cullum N
Evaluation of treatments for wounds in clinical trials
J Wound Care 1996 Jan, Vol. 5(1): 8–9

Da Costa RM, Jesus FM, Aniceto C, Mendes M
Double-blind randomized placebo-controlled trial of the use of granulocyte-macrophage colony-stimulating factor in chronic leg ulcers
Am J Surg 1997, Vol. 173(3): 165–168

Fletcher A, Cullum N, Sheldon TA
A systematic review of compression treatment for venous leg ulcers
BMJ 1997 Sep 6, Vol. 315(7108): 576–580

Gerding RL, Emerman CL, Effron D, Lukens T, Imbembo AL, Fratianne RB
Outpatient management of partial-thickness burns: Biobrane versus 1% silver sulfadiazine
Ann Emerg Med 1990 Feb, Vol. 19(2): 121–124

Großmann Klaus
Vergleich der Wirksamkeit einer kombinierten Therapie mit Kompressionsstrümpfen und
Oxerutin (Venoruton) versus Kompressionsstrümpfe und Plazebo bei Patienten mit CVI
Phlebol 1997, 26: 105–110

Guilhou JJ, Dereure O, Marzin L, Ouvry P, Zuccarelli F, Debure C, Van Landuyt H, Gillet-
Terver MN, Guillot B, Levesque H, Mignot J, Pillion G, Fevrier B, Dubeaux D
Efficacy of Daflon 500 mg in venous leg ulcer healing: A double-blind, randomized, control-
led versus placebo trial in 107 patients
Angiology 1997, Vol. 48(1): 77–85

Holloway G. Allen, Steed David L, DeMarco Michael J, Masumoto Teruo, Moosa Hans H,
Webster Marshall W, Bunt TJ, Polansky Marcia
A Randomized, Controlled, Multicenter, Dose Response Trial of Activated Platelet Superna-
tent, Topical CT-102 in Chronic, Nonhealing, Diabetic Wounds
Wounds, A Compendium of Clinical Research and Practice, 1993 July/August, Vol. 5(4):
197–206

Kiecolt-Glaser Janice K, Marucha Philipp T, Malarkey William B, Mercado Ana M, Glaser
Ronald
Slowing of wound healing by psychological stress
The Lancet 1995 November 4, Vol. 346: 1194–1196

Knighton David R, Ciresi Kevin, Fiegel Vance D, Schumerth Sara, Butler Ellen, Cerra Frank
Stimulation of Repair in Chronic, Nonhealing, Cutaneous Ulcers Using Platelet-Derived
Wound Healing Formula
Surgery, Gynecology & Obstetrics 1990 January, Vol. 170: 56–60

Knighton David R, Fiegel VD
Growth factors and comprehensive surgical care of diabetic wounds
Curr Opin Gen Surg 1993: 32–39

Layton Alison M, Ibbotson Sally H, Davies J Andrew, Goodfield Mark JD
Randomised trial of oral aspirin for chronic venous leg ulcers
The Lancet 1994 July 16, Vol. 344: 164–165

Margolis DJ, Lewis VL
A literature assessment of the use of miscellaneous topical agents, growth factors, and skin
equivalents for the treatment of pressure ulcers
Dermatol Surg 1995 Feb, Vol. 21(2): 145–148

Margolis DJ, Cohen JH
Management of chronic venous leg ulcers: a literature-guided approach
Clin Dermatol 1994 Jan-Mar, Vol. 12(1): 19–26

Martinez de Jesus FR, Morales Guzman M, Castaneda M, Perez Morales A, Garcia Alonso J,
Mediola Segura I
Randomized single-blind trial of topical ketanserin for healing acceleration of diabetic foot
ulcers
Arch Med Res 1997, Vol. 28(1): 95–99

Ortonne JP
A controlled study of the activity of hyaluronic acid in the treatment of venous leg ulcers
J Dermatol Treat 1996, Vol. 7(2): 75–81

Poskitt KR, James AH, Walton AH, Walton J
Pinch skin grafting of porcine dermis in venous ulcers: A randomized clinical trial
BMJ 1987, 294: 674–677

Razzak FA, Alam MK, Khan S, Al Bunyan AR, El Eshawy A
Local insulin therapy in diabetic foot
Jk Pract 1997, Vol. 4(1): 6–8

Rowland J
Pressure ulcers. A literature review and a treatment scheme
Aust Fam Physician 1993 Oct, Vol. 22 (10): 1819–1827

Stacey MC, Burnand KG, Layer GT, Pattison M
Transcutaneous oxygen tensions in assessing the treatment of healed venous ulcers (see comments)
Br J Surg 1990 Sep, Vol. 77(9): 1050–1054

Stacey MC, Jopp Mckay AG, Rashid P, Hoskin SE, Thompson PJ
The influence of dressings on venous ulcer healing – A randomised trial
Eur J Vasc Endovasc Surg 1997, Vol. 13(2): 174–179

Steed David L, Donohoe D, Webster MW, Lindsley L
Effect of extensive debridement and treatment on the healing of diabetic foot ulcers
J Am Coll Surg 1996, Vol. 183(1): 61–64

Steed David L, Goslen JB, Holloway G Allen, et al.
Randomized prospective double-blind trial in healing chronic diabetic foot ulcers
Diabetes Care 1992, 15: 1598–1604

Ter Riet G, Kessels AGH, Knipschild P
A randomized clinical trial of ultrasound in the treatment of pressure ulcers
Phys Ther 1996, Vol. 76(12): 1301–1312

Weiss RA, Weiss MA, Ford RW
Randomized comparative study of cutinova foam and allevyn with Jobst Ulcer Care stokkings for the treatment of venous stasis ulcers
Phlebology 1996, Vol. 11/Suppl 1: 14–16

2. Klinische Studien und sonstige Berichte

Alinovi A, Basissi P, Piri M
Systemic administration of antibiotics in the management of venous ulcers
J Am Acad Dermatol 1986, 15: 186–191

Eriksson G
Bacterial growth in venous leg ulcers: its clinical significance in the healing process
Ryan TJ (ed.). An environment for healing: the role of occlusion
London: Royal Society of Medicine 1984: 45–49

Haynes R Brian, Taylor D Wayne, Sackett David L (ed.)
Compliance in Health Care
Baltimore, London 1979

Knighton David R, Vance DF, Austin LL, et al.
Classification and Treatment of Chronic Non Healing Wounds
Ann Surg 1986, 204: 322–330

Lazarus Gerald S, Cooper Diane M, Knighton David R, Margolis David J, Persoraro Roger
E, Rodeheaver George, Robson Martin C
Definitions and guidelines for assessment of wounds and evaluation of healing
Wound Repair and Regeneration 1994 July-September: 165–170

Lindholm Christina, Bjellerup M, Christensen OB, et al.
Quality of Life in Chronic Leg Ulcer Patients
Acta Derm Venereol 1993, 73: 440–443

Sackett David L, Richardson W Scott, Rosenberg William, Haynes R Brian
Evidence-based Medicine. How to Practice & Teach EBM
New York, Edingburgh, London, Madrid, Melbourne, San Francisco, Tokyo 1997

Shraibman JG
The bacteriology of leg ulcers
Phlebology 1987, 2: 265–270

Skene AI, Smith JM, Doré CJ, et al.
Venous leg ulcers: a prognostic index to predict time to healing
BMJ 1992, 305: 1119–1121

Thakur N
Topical ointments and wound healing
J Fam Pract 1997 Jan, Vol. 44(1): 26–27

Mitarbeiter

Mitarbeiter am Consensus-Prozeß des Compliance Netzwerks Ärzte/HFI e. V. in Zusammenarbeit mit der European Tissue Repair Society

Professor Dr. med. Peter Altmeyer
Dermatologische Universitätsklinik, D-Bochum
email: Peter.Altmeyer@Ruhr-Uni-Bochum.de

Dr. med. Heide Baumann
Ärztin für Allgemeinmedizin, D-Düsseldorf

Professor Dr. med. Horst Dieter Becker
Chirurgische Universitätsklinik Eberhard-Karls-Universität, D-Tübingen

Dr. med. Janine Bock
Dermatologische Universitätsklinik- Charité Humboldt-Universität, D-Berlin
email: bock@cnhfi.de

Professor Dr. med. Günter Burg
Dermatologische Klinik Universitätsspital, CH-Zürich
email: burg@derm.unizh.ch

Dr. med. Stephan Coerper
Chirurgische Universitätsklinik Eberhard-Karls-Universität, D-Tübingen
email: Stephan.Coerper@t-online.de

Professor Dr. med. Judit Daróczy
Department of Dermatology Kun Hospital, H-Budapest
email: H13527Dar@Ella.hu

Professor Dr. Theo Dassen
Institut für Medizin-/Pflegepädagogik und Pflegewissenschaft
Universitätsklinikum Charité, D-Berlin
email: dassen@rz.charite.hu-berlin.de

Docteur Caty Ebel-Bitoun
Ärztin für Allgemeinmedizin, F-Rueil Malmaison

Professor Dr. med. Peter Elsner
Klinik für Hautkrankheiten Friedrich-Schiller-Universität, D-Jena
email: elsner@derma.uni-jena.de

Dr. med. Mieke Flour
Dermatology Department U. Z. Sint Raphaël, B-Leuven

Professor Xiaobing Fu M. D.
Generalsekretär der Chinesischen Gesellschaft für Wundheilung, China-Beijing

Professor Sheng-de Ge M. D.
Burns Center Second M. Medical University, China-Shanghai

Dr. med. Jürg Hafner
Dermatologische Klinik Universitätsspital, CH-Zürich
email: jhafner@derm.unizh.ch

PD Dr. med. Raymund E. Horch
Abteilung Plastische und Handchirurgie Albert-Ludwigs-Universität, D-Freiburg im Breisgau

Professor Dr. med. Klaus Jäger
Abteilung für Allgemein- und Abdominalchirurgie Marienhospital, D-Brühl

Professor Dr. med. Siegfried Kanowski
Universitätsklinikum Benjamin Franklin Freie Universität, Ärztlicher Direktor Max-Bürger-Zentrum für Sozialmedizin, Geriatrie und Altenpflege, D-Berlin

Professor Dr. med. Gerhard Köveker
Chirurgische Abteilung Städtisches Krankenhaus, D-Sindelfingen

Professor Dr. med. Thomas Krieg
Klinik und Poliklinik für Dermatologie Universität zu Köln, D-Köln

Dr. med. Lieselotte Kühnel
Ärztin für Innere Medizin, D-Berlin

Dirk Lanzius
Leiter Hauptabteilung Leistungen und Mitgliedschaft Deutsche Angestellten-Krankenkasse – DAK –, D-Hamburg

Brigitte Leipski
Heimleiterin, Pflegedienstleiterin Kranken- und Pflegeheim Lankwitz, GHS Gesellschaft für Heimstätten und Sozialeinrichtungen, D-Berlin

Usha Kiran Maganti
Compliance Netzwerk Ärzte/HFI e. V., D-Berlin
email: info@cnhfi.de

Docteur Sylvie Meaume
Service de Gerontologie Groupe Hospitalier Charles Foix -Jean Rostand, F-Ivry sur Seine
email: sylvie.meaume@cfx.ap-hop-paris.fr

Professor Dr. med. Dr. h. c. Hans Peter Meißner
Arzt für Innere Medizin, D-Berlin

Professor Dr. med. Hans F. Merk
Hautklinik Rheinisch-Westfälische Technische Hochschule, D-Aachen

Dr. med. Martin Miehe
Arzt für Hautkrankheiten, D-Berlin

Professor Dr. med. Diethard Müller
Arzt für Neurologie, D-Ilmenau

Dr. med. Peter Müller
Arzt für Chirurgie, D-Berlin

Professor Dr. med. H. A. Martino Neumann
Dermatologie-Academisch Ziekenhuis, NL-Maastricht

Professor Dr. med. Roland Niedner
Dermatologische Klinik Ernst von Bergmann, D-Potsdam

Primarius Professor Dr. med. Hugo Partsch
Dermatologische Abteilung Wilhelminenspital, A-Wien

PD Dr. med. Eberhard Rabe
Klinik und Poliklinik für Haut- und Geschlechtskrankheiten
Rheinische Friedrich-Wilhelms-Universität, D-Bonn
email: phlebo@mailer.meb.uni-bonn.de

Uwe Repschläger
Abteilungsleiter AOK-Bundesverband, D-Bonn

Dr. med. Horst Richter
Arzt für Allgemeinmedizin, D-Berlin

Professor Dr. med. Gottfried Rudofsky
Universitätsklinik und -Poliklinik für Angiologie, D-Essen

Professor Dr. med. Hans-Detlev Saeger
Chirurgische Universitätsklinik Technische Universität, D-Dresden

Professor Dr. med. Erwin Schöpf
Universitäts-Hautklinik Albert-Ludwigs-Universität, D-Freiburg im Breisgau

PD Dr. med. Wilfrid Seifart
Chirurgische Klinik Städtisches Krankenhaus, D-Brandenburg

Professor Dr. med. Gerhard Björn Stark
Abteilung Plastische und Handchirurgie Albert-Ludwigs-Universität, D-Freiburg im Breisgau
email: stark@ch11.ukl.uni-freiburg.de

Professor Dr. med. Wolfram Sterry
Dermatologische Universitätsklinik-Charité Humboldt-Universität, D-Berlin
email: sterry@rz.charite.hu-berlin.de

Dr. med. Eszter Tanczos
Abteilung Plastische und Handchirurgie Albert-Ludwigs-Universität, D-Freiburg im Breisgau
email: tanczos@t-online.de

Docteur Luc Téot
Chirurgien Plasticien, Hôpital Lapeyronie – CHRU –, F-Montpellier
email: LTEOT@AOL.COM

PD Dr. med. Wolfgang Vanscheidt
Universitäts-Hautklinik Albert-Ludwigs-Universität, D-Freiburg im Breisgau
email: vanscheidt@hau1.ukl.uni-freiburg.de

PD Dr. med. Rüdiger von Versen
DIZG Deutsches Institut für Zell- und Gewebeersatz, D-Berlin

Dr. phil. Karl-Gustav Werner
Compliance Netzwerk Ärzte/HFI e. V., D-Düsseldorf
email: kgw@compliance.d.shuttle.de

Dr. med. Monika Wladov
Ärztin für Allgemeinmedizin, D-Berlin

Professor Dr. med. Klaus Wolff
Dermatologische Universitätsklinik, A-Wien

Professor Dr. med. Uwe Wollina
Klinik für Hautkrankheiten Friedrich-Schiller-Universität, D-Jena
email: UWOL@derma.uni-jena.de

Dr. med. Ulrich E. Ziegler
Arzt für Chirurgie, D-Schorndorf
email: uli-ziegler@t-online.de

Compliance Netzwerk Ärzte/HFI e. V.

Das Compliance Netzwerk verbindet als Kompetenz-Netzwerk zur Förderung der Compliance in ausgewählten Krankheitsbildern
- niedergelassene Ärzte,
- stationäre Gesundheitseinrichtungen,
- Selbsthilfe-Initiative.

Ziel sind gemeinsame Projekte:
- Evidenz-basierte Medizin und Krankenpflege,
- Patienten-Compliance,
- Arzt-Patient-Kommunikation,
- Ärztliches und Krankenpflege-Qualitätsmanagement.

Das Compliance Netzwerk Ärzte/HFI e. V. besteht aus niedergelassenen Ärzten, Ärzten in stationären Einrichtungen, Krankenpflegekräften und dem eingetragenen gemeinnützigen Patienten-Verein HFI e. V. (Health Force Initiative).

Compliance Netzwerk
Ärzte/HFI e. V.
www.cnhfi.de

Postfach 245
10123 Berlin
Tel. (030) 24 72 17 72
Fax (030) 24 72 17 73
email: info@cnhfi.de

Sachwortverzeichnis

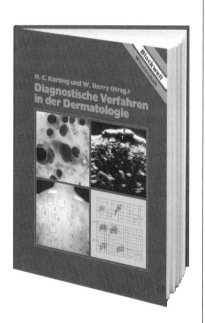

Kurt J. Isselbacher, Eugene Braunwald,
Jean D. Wilson et al. (Hrsg.)

Harrisons Kompendium Innere Medizin

13. Auflage
Herausgeber der deutschen Ausgabe: Jürgen Schölmerich

1997. XXII, 1411 Seiten, 20 Abbildungen, 245 Tabellen.
11 x 19 cm. Broschiert. DM 78,–/öS 569,–/sFr 72,– ISBN 3-89412-154-8

Von der Notfallsituation ausgehend bis
hin zu den wichtigsten Laborbefunden
wird in 16 Abschnitten ein prägnanter
Überblick gegeben. Der Herausgeber
hat vom englischsprachigen Original
abweichende Gegebenheiten in
Diagnostik und Therapie für den
deutschsprachigen Raum berücksichtigt. Die entsprechenden Addenda
sind zur besseren Übersicht grau
unterlegt. Ein aus-führliches Sachwort-
verzeichnis ermöglicht es rasch, die
gesuchte Information zu finden. Durch
das übersichtliche Layout, die klare
didaktische Gliederung und das hand-
liche Format eignet sich das Kompen-
dium hervorragend zur Examensvor-
bereitung und als Repetitorium für
Studenten.

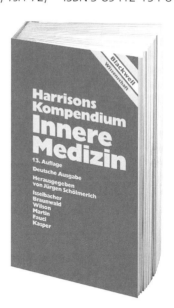

Preisstand 1. Mai 1998
Zu beziehen über Ihre Buchhandlung!

Blackwell Wissenschafts-Verlag

Kurfürstendamm 57 · 10707 Berlin · Tel.: (030) 32 79 06-27/28 · Fax: (030) 32 79 06-44